李士懋田淑霄医学全集

李士懋教授论阴阳脉诊

主　　编　杨　阳

副 主 编　王　玥　梁　宁

编　　委　吴宝利　李　敏　郭虹君

学术指导　李士懋

中国中医药出版社

·北　京·

图书在版编目（CIP）数据

李士懋教授论阴阳脉诊 / 杨阳主编 . —北京：中国中医药出版社，2015.6（2021.6 重印）

（李士懋田淑霄医学全集）

ISBN 978-7-5132-2461-1

Ⅰ . ①李… Ⅱ . ①杨… Ⅲ . ①脉诊 Ⅳ . ① R241.2

中国版本图书馆 CIP 数据核字（2015）第 075029 号

中 国 中 医 药 出 版 社 出 版

北京经济技术开发区科创十三街 31 号院二区 8 号楼

邮政编码　100176

传真　010 64405721

廊坊市祥丰印刷有限公司印刷

各地新华书店经销

*

开本 880×1230　1/32　印张 4.75　彩插 0.5　字数 112 千字

2015 年 6 月第 1 版　2021 年 6 月第 3 次印刷

书号　ISBN 978-7-5132-2461-1

*

定价　29.00 元

网址　www.cptcm.com

如有印装质量问题请与本社出版部调换（010 64405510）

版权专有　侵权必究

社长热线　010 64405720

购书热线　010 64065415　010 64065413

微信服务号　zgzyycbs

书店网址　csln.net/qksd/

官方微博　http://e.weibo.com/cptcm

淘宝天猫网址　http://zgzyycbs.tmall.com

我们毕生献身于中医事业，也深深地热爱中医事业。愿中医学发扬光大，再创辉煌，光耀世界。

——李士懋　田淑霄

内容提要

　　本书为李士懋教授阴阳脉诊论述和应用的总结。阴阳脉诊的内涵丰富，本书所论阴阳脉诊是指脉位与脉象相结合的阴阳脉诊。脉位指尺寸，脉象指阴阳诸脉。是把脉之三部九候作为一个整体来看待，分析诸脏腑之间的相互影响、传变。这种理论对脉学的发展具有重要意义。本书不仅有阴阳脉诊的理论探索，更附有大量临床案例，方便读者学习领悟。本书适合中医临床医生、中医教育者、中医院校学生及中医爱好者阅读。

国医大师李士懋简介

　　李士懋，男，1936年7月生于山东黄县，1956年毕业于北京101中学，1962年毕业于北京中医学院（现北京中医药大学）中医专业。国家第二批国医大师。河北中医学院教授、主任医师，北京中医药大学及河北中医学院博士生导师，中国中医科学院传承博士后导师。中华中医药学会内科学会委员会委员，国家药品审评专家，第二、三、四、五批全国老中医药专家学术经验继承工作指导老师，河北省"十二大名医"。与夫人田淑霄教授合著《脉学心悟》《濒湖脉学解索》《温病求索》《湘濡医集》《冠心病中医辨治求真》《中医临证一得集》《李士懋田淑霄脉学心得》《汗法临证发微》等17部著作。

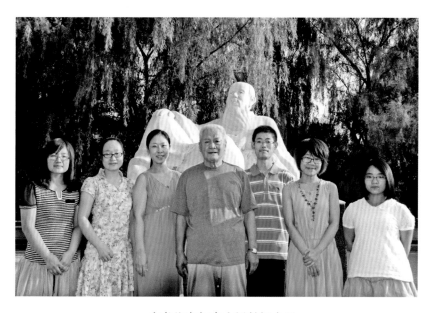

本书作者与李士懋教授合影

（从左到右依次为吴宝利、梁宁、杨阳、李士懋、郭虹君、王玥、李敏）

作者简介

杨阳，女，1979年生，河北中医学院副教授，中国中医科学院传承博士后。师从国医大师李士懋教授，河北中医学院扁鹊医学社指导教师。在CSCD核心库等杂志上发表第一作者学术论文十余篇，主研省局和校级课题4项，参研国家973课题1项、国家十二五规划课题1项，国家自然科学基金3项。作为第一主研获科技成果一项，河北省教育厅教学课件大赛三等奖一项。参研课题获河北省科技进步三等奖一项，河北省教学优秀成果1项，河北省中医药学会一等奖2项，科技成果4项。随李老学习之后，对脉诊进行了较为深入的研究。

王玥，女，1993年生，2011级河北中医学院中医系中医专业本科生，2012年加入河北中医学院扁鹊医学社，同年师从李士懋教授临床学习至今，对李老脉学理论有自身的领悟与见解。刻苦钻研中医，思维开阔，见解新颖，文笔质朴流畅，条理清晰。

梁宁，女，1992年生，2011级河北中医学院针推系针推专业本科生。2012年加入河北中医学院扁鹊医学社，跟随李士懋教授学习，将脉学和针灸相结合，应用于临床，取得很好的疗效。在校期间曾获院级"三好学生""优秀团员"称号，并多次获得奖学金，在"针灸推拿大赛""大学生创新课题"等活动中屡创佳绩。

郭虹君，男，1993 年生，2012 级河北中医学院中医系中医专业本科生。2013 年加入河北中医学院扁鹊医学社，随李士懋教授临证出诊，刻苦研读经典，勤于临床。

吴宝利，女，1992 年生，2012 级河北中医学院针推系针推专业本科生。2013 年加入河北中医学院扁鹊医学社，深入学习李士懋教授平脉辨证思辨体系。高中时期即加入中国共产党，在校期间多次获得校级"优秀班干部""三好学生"称号。

李敏，女，1994 年生，2012 级河北中医学院针推系针推专业本科生。2013 年加入河北中医学院扁鹊医学社。潜心学习李士懋教授的平脉辨证思辨体系。

丛书前言

我们从医 50 余年来，曾东一耙子西一扫帚地写了十几本专著，皆有感而发。今应中国中医药出版社之邀，经修改、增删、重新编排，合为《李士懋田淑霄医学全集》。抚思所著，始终有一主线贯穿其间，即"溯本求源，平脉辨证"。

当前，由于国家的重视、支持，中医呈现空前大好机遇，然亦面临生死存亡的挑战，此非耸人听闻，而是现实的危险。其原因固多，而中医队伍学术思想混乱乃一死穴。学术思想的混乱，集中表现于辨证论治这一核心特色上，众说纷纭，莫衷一是，令人迷茫。难怪一些中医老前辈振臂高呼"中医要姓中"，几千年的中医学如今连姓什么都不知道了，岂不哀哉！

怎么办？我们在半个多世纪领悟经典、临床磨砺、苦苦求索的基础上，提出"溯本求源，平脉辨证"。辨证论治是中医的核心特色，我们更提出"平脉辨证"是辨证论治体系的精髓、灵魂。贯穿全部拙著的主线为"溯本求源，平脉辨证"；指导我们临床诊治的亦此主线；

自古以来，中医著作汗牛充栋，衡量其是非优劣的标准亦此主线；判断当今诸多学说、著作、论文、科研成果是非高下的标准仍为此主线。吾等已垂垂老矣，尚奋力鼓呼，缘于对中医学的难解情缘。

全集共分七个部分：

第一部分为溯本求源，包括《平脉辨证仲景脉学》（含此前已经发表过的《溯本求源，平脉辨证》理论部分及新撰写的《仲景脉学求索》）、《伤寒论冠名法求索》、《平脉辨证经方时方案解》，主要谈仲景是如何创立并应用辨证论治体系的。

第二部分为脉学研究，主要为《平脉辨证脉学心得》（含以前已经发表过的《脉学心悟》《濒湖脉学解索》及《溯本求源，平脉辨证》脉案部分）。主要谈我们在脉学方面的一些见解。

第三部分为平脉辨证这一体系的实例印证，包括《平脉辨证治专病》（含此前已经发表过的《冠心病中医辨治求真》《中医临证一得集》的专病部分）、《田淑霄中医妇科五十六年求索录》、《平脉辨证传承实录百例》。

第四部分为平脉辨证温病研究，主要为《平脉辨证温病求索》（包括以前发表过的《温病求索》和新撰写的《叶天士温热论求索》《薛生白湿热论求索》）。

第五部分为平脉辨证治疗大法求索，包括《论汗法》（含此前已经发表过的《汗法临证发微》）、《火郁发之》。

第六部分为医案选编，主要为《平脉辨证相濡医案》（含此前已经发表过的《相濡医集》的医案部分）。

第七部分为论文选编，主要为《平脉辨证相濡医论》（含此前已经发表过的《相濡医集》的医论部分）。

编纂《李士懋田淑霄医学全集》之际，对已刊出拙著全部进行修改、删增、重新编排，又增部分新撰写的论述，目的在于竖起"平脉辨证"这一旗帜，引领中医走上振兴之康庄大道。

李士懋　田淑霄

2014 年 9 月

书于相濡斋

前　言

阴阳脉诊是李士懋老师平脉辨证思辨体系的组成部分。我们在随师应诊的过程中，屡见老师用阴阳脉诊的思辨方法来指导临床，故萌生了总结李老师阴阳脉诊见解的念头。

阴阳脉诊内容甚是宽泛，所有的脉诊内容，都可以阴阳脉诊来概括之。本书并非阴阳脉诊之全书，其范围小很多，只限于李士懋老师对于阴阳脉诊的论述和应用，并附医案以证之，故冠以"李士懋教授论阴阳脉诊"。

中医的整体观有两点内容，一是天人相应，一是人是一整体，脏腑、组织、器官在生理上相生相克，病理上相互影响传变。这些影响和传变，在历代医论中，与脉象的关系，仅限于某脏某腑的孤立病变，如"寸数咽喉口舌疮，吐红咳嗽肺生疮"，而脏腑之间阴阳相互影响传变在脉诊上的体现，如尺数对于关脉有何影响，对于寸脉有何影响，言之甚少。而阴阳脉诊是把脉之三部九候作为一个整体来看待，分辨诸脏腑之间的相互影

1

响、传变。如脉阴弱阳弦，则主阳虚水泛，水饮上凌而脉弦；阴弱而阳浮大，是阴盛格阳而虚阳浮越；阳脉数而尺细数，乃热盛伤阴；阳浮大而虚尺细数，乃阴虚阳浮等，把脉的变动看成一个整体，而不是某脏某腑的孤立病变。此乃整体观念在脉上的体现，这对于脉学的发展有重要意义。

此书在编写过程中，得到了李老师的悉心指导。初稿完成后交给李老师审阅，李老师提出了许多宝贵意见，并肯定了此书能真实反映其阴阳脉诊的见解，谨此表示感谢。

本书编写组
于河北中医学院
2015 年 2 月 28 日

目录

CONTENTS

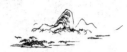

第一章　李士懋教授论阴阳脉诊的范围

论脉之阴阳，可分两类：一是以脉象论阴阳，一是以脉位论阴阳。

一、以脉象论阴阳

脉象纷纭繁杂，难于把握，因而从经典到历代名家，都以阴阳为总纲，列出两种、四种、八种、十种纲脉，如以阴阳为总纲，以浮沉迟数为纲，以浮沉迟数虚实滑涩为纲，或以大浮数动滑、沉涩弱弦微为纲。多寡不同，目的在于以纲脉统诸脉，以便纲举目张，把握全部脉象。

二、以脉位分阴阳

以脉位分阴阳者，又分为三种：

一是以左右手分阴阳。左血主阴，右气主阳。

二是以浮沉分阴阳，浮为阳，沉为阴。

三是以寸尺分阴阳，寸为阳，尺为阴。

寸尺诊，古已有之，但寸尺诊，又有两种：

一种寸尺诊，"阴得尺内一寸，阳得寸内九分"。关只是阴阳升降的关隘，没有长度和宽度。

一种是寸关尺三部诊法。《难经》创立了这种三部诊法，关脉是占一定的长度和宽度的，就不仅仅是一条线了。那么，关脉算阳位还是算阴位？关脉可于本位有其独立病变，如右关弦，为木克土；左关弦，为木郁；左关弱，为肝胆虚；右关弱，为脾胃虚。若以寸尺阴阳脉诊论之，关脉与阳脉脉象一致时，关归于阳位；关脉与阴脉脉象一致时，关归于阴位。此时，关脉就不作为独立脉位来看待了。

三、本书所论阴阳脉诊

本书所论阴阳脉诊是指脉位与脉象相结合的阴阳脉诊。脉位指寸尺，脉象指阴阳诸脉。

对于狭义阴阳脉来说，阴阳脉位定义为关前为阳，关后为阴，以关为界而无长度。"尺寸参差，或短或长，上下乖错，或存或亡"（《伤寒论·平脉法》）更加简洁明了地反映出人体上下气血阴阳的周流升降。

而广义的阴阳脉，在部位上，则将关部作为脉诊的一部分。"问曰：脉有三部，阴阳相乘……师曰：子之所问，道之根源。脉有三部，尺寸及关。荣卫流行，不失衡铨。"中焦作为气机升降的枢轴，在气血变动的过程中，或参与病变，或受到累及而出现中焦病变以及关部病脉，则在诊脉治疗时不可只察寸关所异而将其忽略。此时若关部病脉病机脉象与寸脉一致，则视为阳位，反之亦然。所以，以脉位上来分，有时不能拘于寸与尺的部位，若寸脉之变迁至关，或尺脉之变迁至关，则应谨察脉证而定病因病机以及治法。

在脉象上，由于关部的参与，三部脉的差异更为细微。若此时在阴脉阳脉俱为病脉的基础上，阴脉或阳脉的脉象相对有突出表现，也属于广义阴阳病脉的范畴。

第二章　阴阳脉诊的起源与发展

中医脉诊学是中医学产生和发展过程中的重要组成部分，其中的阴阳脉诊肇端于先秦时期的《黄帝内经》《难经》，经过历代医家不断完善和发展，去粗取精，去伪存真，渐臻完善。

阴阳脉诊内涵极为丰富，有的按脉象的沉迟滑数等属性分阴阳，有的按脉位的浮沉深浅分阴阳，有的按寸关尺三部分阴阳，种类繁多。本书仅论述李士懋教授临床应用的阴阳脉诊，即按照寸口脉的寸关尺前后部位划分阴阳脉与阐述不同脉位、脉象之间的相互关系。下文依此范围对阴阳脉诊的起源与发展进行梳理和阐释。

一、《黄帝内经》中的阴阳脉诊

《黄帝内经》非一人一时所作，约成书于秦汉时期。该书没有明确提出阴阳脉部位的划分。惟有相关的"阴搏阳别"一词，显示了阴阳脉诊起源之肇始。

"阴搏阳别"出现在《素问·阴阳别论》中。历代医家对此观点不一，有人把此处阴阳释为尺寸，即寸口脉的尺部和寸部。如王冰在注释该词时曰："阴，谓尺中也；搏，谓搏触于手也；尺脉搏击，与寸口殊别，阳气挺然，则有妊之兆。"依此，我们可以认为《素问》中的"阴搏阳别"为按寸口脉的前后部位划分阴阳脉的肇始。

3

二、《难经》中的阴阳脉诊

《难经》开阴阳脉诊之先河，首次论述了阴阳脉部位的划分、生理脉象、病理脉象及所主疾病，在诊疗过程中更加重视阴脉的有无。

1. 首次确立寸口脉寸关尺三部分位法，并在此基础之上确立了阴阳脉的部位划分

首先，《难经·十八难》云："三部者，寸关尺也"，即是将寸口脉分为寸、关、尺三部。又借助五行的火上、水下、土中的特性和相生关系确定了"寸关尺"所主的脏腑。如"手太阴、阳明金也，足少阴、太阳水也。金生水，水流下行而不能上，故在下部也。足厥阴、少阳木也，生手太阳、少阴火，火炎上行而不能下，故为上部。手心主少阳火，生足太阴、阳明土，土主中宫，故在中部也"，即指出寸主心、肺，关主肝、脾，尺主肾，但未详细指明左右手之所主。

其次，《难经·二难》首次明确提出阴阳脉在部位上的划分，即关至尺为阴脉，关至鱼际为阳脉。如《二难》所云："尺寸者，脉之大要会也。从关至尺，是尺内，阴之所治也；从关至鱼际，是寸内，阳之所治也。"

2. 阴阳脉的生理病理所主

从生理上来说，《难经·三难》指出"关之前者，阳之动也，脉当见九分而浮……关以后者，阴之动也，脉当见一寸而沉"。从病理上来说，《难经·十八难》指出三部脉所主之不同部位疾病，即"上部法天，主胸以上至头之有疾也；中部法人，主膈以下至脐之有疾也；下部法地，主脐以下至足之有疾也"。

3. 根据阴阳脉判断病位、病性、病势，且在诊疗过程中更加重视阴脉的有无

《难经·五十八难》论述了广义伤寒（包括中风、伤寒、湿温、热病、温病）的不同阴阳脉象表现。如"湿温之脉，阳浮而弱，阴小而急"，即指出湿温病的脉象当为寸脉濡弱，尺脉小急。

《难经·十难》以心脉为例，指出由脏腑之间病变的相互影响而产生的脉象变化，如"心脉急甚者，肝邪干心也；心脉微急者，胆邪干小肠也"。

《难经》通过阴阳脉象来判断病情病势的轻重缓急，且在诊疗过程中更加重视阴脉的有无。如《难经·十四难》云："上部有脉，下部无脉，其人当吐，不吐者死……上部无脉，下部有脉，虽困无能为害。"下文又指出"所以然者，譬如人之有尺，树之有根，枝叶虽枯槁，根本将自生。脉有根本，人有元气，故知不死"。尺部有脉，肾气尚存，脉有根本，则预后较好。

4. 指出男女阴阳脉的差异

《难经·十九难》指出，在生理方面"男脉在关上，女脉在关下，是以男子尺脉恒弱，女子尺脉恒盛"；在病理方面，"男得女脉，女得男脉"的病理表现为"男得女脉为不足，病在内，左得之，病在左，右得之，病在右，随脉言之也。女得男脉为太过，病在四肢，左得之，病在左，右得之，病在右，随脉言之，此之谓也"。

三、《伤寒杂病论》中的阴阳脉诊

张仲景撰《伤寒杂病论》，重视阴阳脉诊。在阴阳脉的划分过程中，或按关前为阳、关后为阴的二分法划分，或按寸关尺的三分法划分。

5

1. 关前为阳，关后为阴的阴阳脉诊法较为常用

（1）根据阴阳脉辨病因。如《伤寒论·辨脉法》云："寸口脉阴阳俱紧者，法当清邪中于上焦，浊邪中于下焦。"指出了当阴阳脉均现紧象时，阳脉紧为清邪所中，位在上焦；阴脉紧为浊邪所中，位在下焦。

（2）根据阴阳脉辨病性。如《伤寒论·辨太阳病脉证并治中》云："风温为病，脉阴阳俱浮，自汗出，身重，多眠睡，鼻息必鼾，语言难出。"论述了风温病的阴阳脉象。又如《伤寒论·平脉法》云："寸脉下不至关为阳绝，尺脉上不至关为阴绝。"明确指出"阳绝脉"和"阴绝脉"的脉象分别表现为寸、尺脉的短小，达不到关位。

（3）根据阴阳脉辨病位。如《金匮要略·脏腑经络先后病脉证》云："病人脉浮者在前，其病在表；浮者在后，其病在里。"此之前后或指病之前后，初病脉即浮者为表证，久病脉乃浮者，为真气外浮。或解为关前脉浮，多见外感表证；关后脉浮，多见里证。

（4）根据阴阳脉判断病机，尤其注重阳脉与阴脉之间的相互关系。如《金匮要略·胸痹心痛短气病脉证治》云："夫脉当取太过不及，阳微阴弦，即胸痹而痛，所以然者，责其极虚也。今阳虚知在上焦，所以胸痹、心痛者，以其阴弦故也。"脉之阳微，乃上焦阳虚；脉之阴弦，乃心阳虚无以温煦肾水，而致下焦阴寒内盛。

（5）根据阴阳脉立法选方。如《伤寒论·辨太阳病脉证并治》中"伤寒，阳脉涩，阴脉弦，法当腹中急痛，先与小建中汤"以及《金匮要略·痰饮咳嗽病脉证并治》中"青龙汤下已，多唾口燥，寸脉沉，尺脉微，手足厥逆，气从小腹上冲胸咽……与茯苓桂枝五味甘草汤，治其气冲"。

（6）根据阴阳脉判断预后。如《伤寒论·辨少阴病脉证并治》中"少阴中风，脉阳微阴浮者，为欲愈"。

2. 将寸口脉细分为寸关尺三部来论述

如《伤寒论·平脉法》云："假令下利，寸口、关上、尺中，悉不见脉，然尺中时一小见，脉再举头者，肾气也。"此言下利一病，尺脉的"小见"和"不见"对于辨别肾气有无具有重要意义。

《伤寒论·辨阳明病脉证并治》曰："太阳病，寸缓、关浮、尺弱，其人发热汗出，复恶寒，不呕，但心下痞者，此以医下之也。"仲景分述太阳病寸关尺三部脉的不同脉象，寸缓为上焦之气馁弱，卫气不固，汗自出；关浮，因医生误用下法而脾胃阴虚阳浮，胃脘痞塞不通；尺弱为下焦肾气不足。

四、《脉经》中的阴阳脉诊

西晋王叔和著《脉经》一书，继承和发展了阴阳脉诊。

1. 对阴阳脉做了更为详细的部位划分

《脉经·两手六脉所主五脏六腑阴阳逆顺第七》称引用《脉法赞》条文"肝、心出左，脾、肺出右，肾与命门，俱出尺部"，即指出左手心、肝、肾，右手肺、脾、命门的划分方法。之后又详细论述了阴阳脉诊的浮沉与寸关尺辨证。如《脉经·平人迎神门气口前后脉第二》中列举三十六条病证，均以左右手寸、关、尺的阴阳虚实来反映脏腑病变。其中有单一脏腑的病变，如"左手寸口人迎以前脉阴实者"，为心实证；亦有相表里脏腑的病变，如"左手寸口人迎以前脉阴阳俱实者"，为心、小肠俱实证。其中的阴阳分别指沉取和浮取。

2. 根据阴阳脉诊辨杂病

《脉经》通过参考《金匮要略》等著述，总结了多种疾病的阴阳脉象。如在《脉经·平血痹虚劳脉证第六》中引用《金匮要略·血痹虚劳病脉证并治第六》条文，指出血痹证见"阴阳俱微，寸口关上微，尺中小紧"。

3. 根据阴阳脉诊确立治法

如《脉经·平妊娠胎动血分水分吐下腹痛证第二》云："寸口脉微迟，尺微于寸，寸迟为寒，在上焦，但当吐耳。"即是运用阴阳脉诊指导吐法的应用。

4. 根据阴阳脉诊判断疾病预后

如《脉经·诊损至脉第五》云："掌上相击，坚如弹石，为上脉虚尽，下脉尚有，是为有胃气。上下脉皆尽者，死。"

《脉经·诊百病死生诀第七》中记述了近三十种判断生死的证候要诀，如"老人脉微，阳羸阴强者，生。脉焱大加息者，死。阴弱阳强，脉至而代，奇月而死"，即是利用阴阳脉诊来判断老人的病情及预后。

5. 根据阴阳脉诊选方用药

如《脉经·平郁冒五崩漏下经闭不利腹中诸病证第五》中引用《金匮要略·妇人杂病脉证并治第二十二》条文"寸口脉弦而大，弦则为减，大则为芤，减则为寒，芤则为虚，寒虚相搏，此则曰革，妇人则半产漏下，旋覆花汤主之"。

6. 根据阴阳脉诊判断胎儿的性别

如《脉经·平妊娠分别男女将产诸证第一》云："尺脉左偏大为男，右偏大为女，左右俱大产二子，大者如实状。"

五、《濒湖脉学》中的阴阳脉诊

明代李时珍在《濒湖脉学·四言举要》中对阴阳脉的脉位及生理、病理所主进行了详细论述。

1. 论述了阴阳脉的定位

如《濒湖脉学·四言举要》云："初持脉时，令仰其掌。掌后高骨，是谓关上。关前为阳，关后为阴。阳寸阴尺，先后推寻。"

2. 区分了左右手阴阳脉的命名和预后

《濒湖脉学·四言举要》中提出："关前一分，人命之主，左为人迎，右为气口。神门决断，两在关后，人无二脉，病死不愈。"关前一分的寸脉，左寸主心，心主血，为生之本，为"人迎"；右寸主气，为气之本，为"气口"，故称为"人命之主"。左右两手的尺脉为诊察肾阴、肾阳盛衰的主要部位，为一身阴阳之根本，故称"神门"。神门之脉无，则主不愈。

3. 列举单部脉象的病机及主病

如"寸沉痰郁水停胸"，寸脉沉多主痰、湿、水饮停于胸中，阻遏气机，导致气血不能外达；"关主中寒痛不通"，关部脉沉多主中焦有寒；"尺部浊遗并泄痢"，尺部脉沉可见尿浊、遗精、遗尿、泄泻等下焦病证。

4. 论述奇经八脉的阴阳脉象

如"阳跷为病，阳缓而阴急；阴跷为病，阴缓而阳急。癫痫瘛疭，寒热恍惚"。后又在《奇经八脉考·气口九道脉》中提到："前部左右弹者，阳跷也。动苦腰背痛，又为癫痫，僵仆羊鸣""后部左右弹者，阴跷也。动苦癫痫寒热，皮肤强痹，少腹痛，里急，腰胯相连痛"，明确指出了阴阳脉诊与奇经八脉病变的关系，详细地论述了奇经八脉的脉象和主病。

六、《景岳全书》中的阴阳脉诊

明代张景岳的《景岳全书》，论述了阴阳脉所主的部位与病证，且在诊疗过程中尤其重视阴阳脉之间的联系。

1. 划分阴阳脉所主的部位

如《景岳全书·脉神章》云："寸为阳，为上部，主头项以下至心胸之分也；关为阴阳之中，为中部，主脐腹胠胁之分也；尺为阴，为下部，主腰足胫股之分也。"

2. 阴阳脉的主病描述

如《景岳全书·脉神章》云："至如尺内，洪大则阴虚可凭，或微或涩，便浊遗精。"阐述了尺脉的洪大可由阴虚所致，尺脉或微或涩，症可表现为便浊遗精。另外，"两寸滑数兮，呕逆上奔"则指出两寸滑数时，可见呕逆上奔之症。

3. 重视阴阳脉之间的相互影响

如《景岳全书·脉神章》云："淋遗一证耳，病本在下，尺中所主也。若气有不摄，病在右寸矣；神有不固，病在左寸矣。"淋遗这一病证表现在下焦，但亦可反映于寸脉。气虚不摄之淋遗，多为肺气虚，反映于右寸脉；血虚所致之淋遗，多为心血虚，神失所养，反映于左寸脉。阴阳脉之间的相互影响，查其根本病机还须凭阴阳之脉辨证。

七、《诊家正眼》中的阴阳脉诊

明代李中梓的《诊家正眼》在《难经》的基础上，完善了诊脉独取寸口及寸口脉所主之脏腑的理论，并且进一步完善了阴阳脉诊在男女生理、病理方面的应用。

李士懋教授论阴阳脉诊

1. 继承和发展了《难经》寸口脉的脏腑定位，借助五行关系，强调心肝脾肺各有一候，只有肾分两尺之候

如《诊家正眼·卷上·寸关尺之义》云："上下者，以尺与寸相比度也。阳生于阴者左尺水，生左关木；左关木，生左寸心火也。右尺火，生右关土；右关土，生右寸肺金也。阴生于阳者，右寸肺金，生左尺肾水；左寸君火，分权于右尺相火也。"即借助五行的相生关系确定了"寸关尺"所主之脏腑。

2. 男女阴阳脉象差异

李中梓肯定医家吴崑的"男子阳为主，两寸常旺于尺，女子阴为主，两尺常旺于寸，乃其常也，反之则病"的理论，认为男子阳气为主，阳旺于上焦，故寸脉旺于尺脉；女子阴血为主，阴血盛于下焦，故尺脉旺于寸脉，这是男女正常的阴阳脉象。

综上所述，《黄帝内经》对于纷繁复杂的脉象做了从博到约的整理，记述了包含三部九候、尺肤诊的若干种诊法，但是没有明确按照部位对阴阳脉进行划分；《难经》首次明确提出了寸口脉的寸关尺三部划分法，并在此基础上，提出了阴阳脉诊的部位划分；《伤寒杂病论》较为成熟地运用阴阳脉诊诊治疾病；《脉经》《濒湖脉学·四言举要》《诊家正眼》对阴阳脉诊进行了各方面的补充、完善和发展。

第三章　阴阳脉诊类型及其意义

阴阳脉诊类型繁多，为清晰起见，分三类分别论述：

1. 因阴脉之改变，而导致阳脉变化者；
2. 因阳脉之改变，而导致阴脉变化者；
3. 阴脉和阳脉独自产生变化，无相互因果关系者。

一、阴致阳失和

对于阴阳病脉来说，阴致阳病，是下部病影响致上部出现症状，在脉上是阴位脉影响阳位脉或整体脉象。临床常常出现因虚致虚，使整体脉象相似的情况，如肾阳虚时的寸口脉沉而迟，肾阴虚时的整体脉弦细。而若此时阴脉和阳脉表现出截然不同脉象，或是阳旺阴弱，或是阳弱阴旺，则是阴阳气血病理性攻冲或是阻滞的结果。

阴阳气血病理性攻冲于上，阳脉则旺。"旺"乃浮取有余之象，类似仲景以脉象定阴阳中阐释的"阳脉"："凡脉大、浮、数、动、滑，此名阳也。"张仲景提出脉诊纲要曰："脉当取太过与不及。"同时《医宗金鉴》指出："三因百病之脉，不论阴阳浮沉迟数滑涩大小，凡有力皆为实，无力皆为虚。"李老以沉取定虚实，认为：即使临床表现为一派阳证，浮取脉亦为洪数的阳脉，但只要按之指下无力，就是阴证、虚证。即使临床表现为一派阴证，脉见沉迟细涩等阴脉，但只要按之有力便是阳证、实证。

故"旺"则有虚有实，例如下焦不敛而阳气浮越，则阳脉当旺而按之不足；若实邪、气机攻冲于上则寸脉按之有力。

阴阳气血病理性阻滞，阳脉则弱。"弱"乃浮沉皆不足之象，应虚候。寸脉按之不足，临床多见为虚证，有肺气虚、心气虚、心阳虚等上焦本证。心阳虚者以桂枝甘草汤温振心阳；心气虚者多用桂枝新加汤等补气养心；肺气虚者，多加黄芪、党参等。

而临床亦多见阳位心肺无碍而阴位有恙致寸弱者，称为"清阳不升"。若中焦、下焦邪气郁滞或气机痹阻而清阳不升，则阴阳脉象显有差异。清阳不升则寸不足，介于正常脉象和无力之间稍有不足李老称为"减"，不足甚则为沉弱。

（一）阴位弱影响阳脉

1. 阴位阴虚

阴虚则热，其脉为数，亦为虚数。虚数者，数而不任重按也。此必因虚致数，不可妄以寒凉药投之。阴虚甚则不能奉养及收纳，或正气浮越而搏击于脉，或经脉张皇鼓搏自救而现虚性亢进，越虚越数，越数越虚。若正气尚可守其位，则可见沉数无力；若正气外浮，则见浮数或浮大之脉，或浮于本位或浮于上部。不论浮沉，皆按之无力。

（1）阴位阴虚在本位的变化

肾阴虚不制阳，相火妄动可致尺脉数，常见细数、动数或浮数。阴虚不能充盈血脉而见细；阴虚不敛阳则见浮；阴虚不制阳，阳搏击于脉而为动。虽本质同源于阴虚，但脉象不同，故其隐藏的机理也不同。

①细数。此为肾阴虚，不能充盈血脉而阴脉细；阴虚阳偏盛，致脉细而数。症见腰酸腿软、头晕耳鸣、眼睛干涩、心烦

不寐、虚热盗汗、遗精早泄等。此时虽脉数及有全身热象，也必当以滋阴为主，如六味地黄丸。热甚可少佐知母、黄柏清热，却不宜见热则用大量清火之品清泄之，而犯虚虚之戒。

若肾虚真阴不足而兼见腰酸腿软、遗精滑泄、头晕眼花耳聋之症，可以左归丸滋阴填精补肾。

②尺脉动数。仲景曰"阴虚阳搏谓之动"，此为肾阴虚，阳亢搏击气血而动数。除见肾阴虚之诸症外，尚可见头晕目眩、心动悸、心绪不宁、崩漏淋漓等。阴虚者补之，相火亢盛者泻之。若动数显有力者，李老常用大补阴丸，取知母、黄柏清泻相火之用。若热盛，可用生地易熟地（或同用）以滋阴且助清火。若尺动数而按之力不足者，是肾阴虚为主，相火不甚，可用知柏地黄丸或大补阴丸合地黄丸即可。对于补阴与泻火，当结合脉象症状程度以定主次，加减用量。

③尺脉虚大而浮。此为水亏而阳浮动于本位，尚未浮越于上，是阴虚不潜阳而阳气浮越之故，此虽浮而虚大但也不任重按。除见肾阴虚之诸症外，尚可见腰腹或阴部、足心虚热，溲淋红，阴道出血，斑疹等。法当滋阴潜敛，方选大补阴丸加龙骨、牡蛎、鳖甲、山茱萸、五味子等。

三种肾阴虚之脉象并非单独出现，有时亦可相兼。如尺脉浮大动数、尺脉细而动数等等，然亦有章可循：浮而敛之，无力而补之，实而泄之。以脉为主，四诊合参。

（2）阴位阴虚影响阳脉的变化

阴位阴虚，则尺脉或细数、动数、浮数，皆为按之无力。若阴不敛阳，阳气上浮或阴不制阳，阳亢于上，则阳位脉受影响而出现"旺"象，然其阴虚为本，阳位旺是标。

①阳旺且按之有力。此水亏不能上济心火，心火独亢，水

火不济。症见腰酸、腿软、心烦不寐、神昏舌蹇等。法当泻南补北，宗黄连阿胶汤。

②阳浮大按之虚。此水亏虚阳上浮，症见头晕目眩、耳鸣耳聋、心中憺憺大动、身热肢厥、腰酸腿软、心烦不寐、身热面赤、舌绛无苔等，法当滋水潜阳，方宗三甲复脉汤。

阴亏阳浮于上常兼见阳脉浮大虚数，或不一定明显表现为阳脉浮，一些上焦症状如面赤、面热、鲜红色痤疮、口疮等亦能提示阳气浮越，二者病机相同，均用滋阴潜阳类斟酌加之，效果显著。

如果阳脉大于阴脉三到四倍，已成为关格之脉，阴竭于下，阳越于上，致面红如妆，脱汗如洗，喘促端坐，张口抬肩，心中憺憺大动，血压几无，当急敛浮越之真气，仿张锡纯法重用山茱萸以救脱。

③阳脉弦细劲者。此水亏阳亢化风之象，症状除上症外，可见痉厥，宜滋阴潜阳息风，方宗三甲复脉汤合羚羊角散、钩藤散或止痉散、大定风珠等。

④阳弦滑者。此水亏而邪水上泛。水亏则阳无以化生，气化无力则正水化为邪水；再者，阴虚则水不涵木，厥气上逆牵引湿痰上攻。症是腰酸腿软、下肢水肿、胸闷痛、咳、悸、头眩等，水饮上干于巅而眩晕，泛于肺则咳喘，凌于心则动悸，法当滋阴化饮，方宗济生肾气丸合苓桂术甘汤。

【脉证详解】三甲复脉汤浅谈

《温病条辨·下焦》风温温热第14条："下焦温病，热深厥甚，脉细促，心中憺憺大动，甚则心中痛者，三甲复脉汤主之"；《温病条辨·下焦》秋燥第78条："燥久伤及肝肾之阴，上盛下虚，昼凉夜热，或干咳，或不咳，甚则痉厥者，三甲复脉汤主之。"而三甲复脉汤实由炙甘草汤去人参、桂枝、生姜、大枣、酒，加阿胶、牡蛎、龟板、鳖甲而成。

然而在临床中遇到的因热病后期肝肾阴亏者少，多为杂病中的肝肾阴虚的病人。在临床中凡发热、中风、冠心病、高血压、失眠、神志不宁、心动悸等只要符合肝肾阴亏者，均酌而用之。

李老用该方脉象有三种：①脉细数而虚；②尺脉旺，此阴不制阳，而相火旺；③阳脉浮大而虚，尺脉细数，阴亏阳浮。虽然有三种脉象，然三种脉象提示三种病机，第一种是肝肾阴亏略带一点阳气上浮，第二种是相火妄动，第三种是阴不制阳，导致阳浮越。而最基本的病机就是肝肾阴亏。

第一种脉细数，一般就提示为阴亏，而虚脉则提示有气浮于外，即阴虚兼有阳气外浮。方中生地、龟板、鳖甲可养阴清热，李老常把方中生地换成熟地，或二地并用。

第二种尺脉旺，此阴不制阳，相火旺。要说明这个问题，先要阐明君火相火问题。君火乃生理之火，由心所主，君火犹如天上的红日。相火亦即人身之少火，相火伴君火游行全身，辅君火以行事。金元以前，皆曰君火一，相之火二。君火即心之火。相火二指肾中相火，曰龙火，又曰水中之火，肝中相火曰雷火，合之称为龙雷之火。金元以后，相火范围扩大，胆、三焦、心包皆有相火，但在这里提到的相火一般指寄于肝肾之相火，当水亏不能制阳而相火旺，则会出现尺脉旺。在症状上就比单纯的肝肾阴虚症状更广。因为相火辅君行事，会周游全身，而当相火妄动之时也可以使全身任意地方出现问题。如当相火上冲到肺会出现咳喘，到头面可能造成头晕、面赤、口疮等，向外可能是傍晚时自觉发热，向下窜到前后二阴，会出现尿道灼痛等症状。所以三甲复脉汤应用很广泛。应该平脉辨证，辨清病机。临床可见以下几种情况：脉弦数而涌，两尺沉弦细急，舌淡暗，面色红暗者，此乃阳浮肾亏于下，方用三甲复脉汤合地黄饮子。兼有怕冷者可用肉桂、附子，一可阳生阴长，化源不竭；一可引浮游之火下归宅窟，火归水中，水生木，阳潜风宁。寸细数，阴脉亦细数且劲者，此水亏阳亢化风之象，症见腰酸腿软、心烦动悸、头眩耳鸣、癫眩、痉厥，宜滋阴潜阳息风，方宗三甲复脉汤合止痉散。脉象阳脉浮大而虚，尺细数者，此乃阴亏阳浮越，这比上两种阴亏更严重。阴不能制阳导致阳浮越。此乃肾阴阳两虚，虚阳浮越于上。法当双补肾之阴阳合以潜镇浮越，代表方剂为三甲复脉汤合右归丸。

方中药物补肝肾之体而泻肝亢。根据肝亢程度不同李老常加上山茱萸、五味子、芡实等收敛之品，对于其兼证则加减用药。

（1）如果出现头晕、心中悬摇惊怵等心脑部位病证，需要加潜阳药物，常用生石决明30g，白蒺藜25～30g，珍珠粉25～30g，磁石25～30g等，多伍怀牛膝引血下行。

（2）如果出现痉挛、动摇、震颤等阴虚风动之象，需要加息风药物，如全蝎、蜈蚣、僵蚕、地龙、天麻等。

（3）如果出现腰酸腿软等症，脉见尺弱、尺细无力等肾阳虚症状，加巴戟天、肉苁蓉、仙茅、锁阳、鹿角胶、鹿茸、紫河车，若兼有怕冷等寒象，可加肉桂、附子。

（4）如果出现气短、乏力等症，阳脉弱或阳脉减等气虚之症，可加补中益气汤或以四君子汤加减。

（5）如果出现舌红、脉弦数、眼睛红痛等热象，配以清热平肝药，如钩藤、夏枯草、桑叶、菊花等。

2. 阴位阳虚

（1）阴位阳虚在本位的变化

①尺脉沉无力。此肾阳虚，不能鼓荡血脉而尺无力。症见腰酸、少腹冷痛、小便不利而下肢肿、倦怠畏寒、精力不济、下利等。法宜温肾，方取金匮肾气丸、四逆汤、右归丸等。

②尺脉弦紧。此寒邪直中少阴，寒邪收引凝泣而弦紧。症见小腹寒痛，阴器抽紧冷痛甚至束缩、小便不利等。法当温散少阴之寒，方宗麻黄附子细辛汤或桂甘姜枣麻辛附汤。

③尺沉弦紧而减。此下焦阳虚阴盛，阴寒收引凝泣而脉紧。除肾阳虚证外，尚可见少腹冷痛、阴器缩痛或阳痿、转筋等。法宜温阳散寒，方取麻黄附子细辛汤合右归丸等。

（2）阴位阳虚影响阳脉的变化

①尺无力而阳弱。此时若见虚劳、泄泻、水肿、纳差、腹冷、形寒肢冷等症状，则为火不生土，当健脾益气，补火生土。方以附子理中汤加减，常加肉桂助之。

②阳脉浮大按之无力，尺脉微细。此为阳虚阴盛格阳，虚阳浮越而成格阳戴阳。法当引火归原，使浮游之火下归宅窟，轻者用肾气丸，甚者如格阳戴阳，则用白通加猪胆汁汤、通脉四逆汤。

③尺沉弦紧阳脉弱。此为阳虚寒凝于下，症见腹冷筋缩、身体骨节疼痛、手足不温等，麻黄附子细辛汤加减。李老常于方中加山茱萸、生龙骨、生牡蛎，取张锡纯来复汤之意，防其格拒，阳暴脱。

④尺弱阳弦拘紧。此为阳虚寒凝于上，症见咳嗽、喘促、胸痛、面色青白、形寒肢冷、心悸不宁、胸痛牵背、胸闷憋气、动辄喘促等。亦当温阳散寒，辨证使用麻黄附子细辛汤或小青

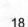

龙汤，合振奋胸阳之品。

⑤尺弱阳弦。此为下焦阳虚不化水，上焦阳虚，坐镇无权，故寒水上泛。寒水上凌于心则发为悸，射于肺则喘，攻于胃则呕，冒于清窍而眩，外溢则肿。方以真武汤加减，若心肾阳虚，常合桂枝甘草汤。若阴寒于下而未上冲，尺脉亦弦，真武汤亦主之。

【脉证详解】温阳利水与温阳散寒

1. 温阳利水析

李老认为："饮为阴邪，阴盛则阳微，阳运不及，致经脉拘急敛束而脉乃弦"，故阳弱阴弦脉而病水饮如心下逆满、气上冲胸、头眩、心下悸、小便不利等症状者，非仅仅为下焦阳气虚衰失于气化而致水饮内生，再有心阳虚坐镇无权且不能下制肾水，或脾土虚不能制水运水，则水饮上泛。寒水上凌于心则发为悸，射于肺则喘，攻于胃则呕，上干清窍而眩，外溢则肿。

心阳居上，如太阳普照，温煦中、下焦，正所谓"离照当空，阴霾自散"。肾阳居下，寄于肾阴之中，为一身阳气之根本。两者共同作用，温煦全身脏腑、四肢百骸，以维持人体的正常生理功能。若心阳不足，不能温煦中、下焦，则"阴霾"自生；若肾阳不足，则下焦阳不制阴，寒水上泛，凌心射肺，损伤心阳。总之，心阳虚可导致肾阳虚，肾阳虚又会加重心阳虚，如此相互影响，则寒愈盛，阳愈微。

《伤寒论》第65条云："发汗过多，其人叉手自冒心，心下悸，欲得按者，桂枝甘草汤主之。"第330条云："少阴病，二三日不已，至四五日，腹痛，小便不利，四肢沉重疼痛，自下利者，此为有水气，其人或咳，或小便利，或下利，或呕者，真武汤主之。"心肾阳虚的患者，阴阳脉象多有寒象，如沉、弱（减）弦等，临床上可见阳弱（减）阴弦、阳弦阴弱（减）等。从伴随症状来看，上部心阳受损，心失阳气庇护，空虚无主，可见心中悸动而又喜按。另外，心阳不足，胸中阴寒凝滞，亦可见心胸憋闷不适的证候。肾阳虚，下焦寒凝，可见下焦虚寒之象，如小便不利、腰腿寒凉等。同时，下焦寒水上泛，凌心射肺，亦可见咳喘、心悸、呕逆等。

在临床上，对于心肾阳虚，李老多用真武汤合桂枝甘草汤治疗。桂枝甘草汤由桂枝、甘草组成，桂枝辛甘以补心阳，甘草甘温以滋心液。二药相合，辛甘以化阳，心阳得充，则心悸自安；"离照当空"则心胸阴浊消散，胸痹满闷自减。另外，桂枝甘草温助心阳使心阳充足，心阳充足则可下温肾阳。真武汤主要治下焦。方中附子补肾阳，配生姜散阴寒；茯苓利小便；白术健脾治水；然芍药之妙者，李老师认为其用主要在于益阴，所谓"邪水盛一分，则真水少一分"，津液不化而为水湿痰饮，则正水益少，"湿盛则燥"，故当化湿之时佐以护阴之品以固正水。寒水之气可留于肾，又可上泛凌心，从而有不同的表现，但其病机一致，皆可用真武汤治疗。以附子、生姜治寒，茯苓、白术培土以制水。肾阳得充，水寒得治，则无以凌心。同时，肾阳与心阳互资互助。总之，上温心阳，下温肾阳，心肾相济则阴寒自散。

肾阳虚愈者，肾之精气亦弱，故于久病阴阳两虚且缓者，温阳之时，加巴戟天、肉苁蓉、仙灵脾等温肾益精之品。察阳脉心阳虚，水逆甚者，常加桂枝温通心阳，平冲降逆；脾肾阳虚多加附子、干姜、肉桂；气虚甚者合补中益气汤；有寒束肌表者，合麻黄附子细辛汤发散之；肺饮不化则以细辛温肺蠲饮，随证治之而效验。

2. 温阳散寒析

《金匮要略·胸痹心痛短气病》篇中："师曰：夫脉当取太过不及，阳微阴弦，即胸痹而痛，所以然者，责其极虚也。今阳虚知在上焦，所以胸痹、心痛者，以其阴弦故也。"故知若阳气不足，则机体失于温煦推动，阴寒凝滞，诸痛诸痹而作。临床常有阳弱阴弦脉或阳弦阴弱脉，皆表示阳气虚而阴寒作，若寒凝或寒束明显，则弦中有拘紧之象。李老临床以温阳散寒法治之，颇有效验。然温阳与散寒并非可一概而论，其分别针对阳虚与寒凝。《伤寒论》亦有"少阴病，脉微，不可发汗""若其人脉浮紧，桂枝不中予之也"等，二者作用不同，各有适应特点，临床必当明辨。

主法温阳，脉弦时多兼沉迟无力。无力为阳虚，阳虚不能温煦鼓搏则脉弦而沉迟。肾虚寒证，是肾阳不足，命门火衰，症见腰膝酸软、畏寒肢冷，多以肾气丸、右归丸主之，以温补肾阳。肾主一身阳气，若肾阳虚表现为一身阳气虚，见四肢厥冷、大汗出、恶寒、但欲寐等，则多以肉桂、附子、干姜等四逆及参附辈，大法温补阳气。对于阳气虚极，李老常说"宜刚而不宜柔"，用参附辈峻补阳气，此时则不取水中生火等柔补法。

而主法散寒，多见脉有拘紧之象。拘紧是寒性收引凝泣所致，则寒可分阳弱寒乘之客寒，阳弱阴生之内寒。阳弱阴生主以阳虚，脉为弦紧而按之无力，则主法温阳如上；但寒凝已现，脉有凝滞之象，只温阳恐散凝不足，故可稍加温散之药。阳弱阴进之客寒中之，则变为寒束或寒凝，表现为身痛、恶寒无汗、腹冷筋挛缩等，此时阳虚兼有寒邪，尺脉可能按之弦而有力，是寒盛故也。若单纯治本以温阳，一则可能散凝不足，二则又恐寒闭阳郁，阳郁则躁动不安而见尺脉沉弦拘紧而急，其补不得法反而害之。而若单纯散寒，则寒解而阳益虚，甚则亡阳。故当尺部有拘紧之象或脉弱而有寒凝者，当以温散之品解其寒，温补之品振其阳，阳复而寒退，其病向愈。主法：麻黄附子细辛汤。李老认为此方其用有三：

一是阳虚寒束肌表者，二是阳虚寒邪直中少阴而见里寒证者。此两类是阳虚与寒邪相兼为病，附子温阳，麻黄散寒束，细辛启肾阳，同时可引麻黄入少阴散寒凝。根据正邪程度的不同，各类药的用量与君主地位各异，亦可佐辅汗三法助之。三是纯阳虚阴寒凝泣者。麻黄之用非散客寒，而是鼓舞、发越阳气，解寒凝，再加细辛启肾阳。但此时则以补虚为主，故用附子为君大补肾阳，而麻黄和细辛用量则应少，且不可妄加汗法。

若寒痹经脉而见凝泣不通之如头痛、肢麻、心悸、绌急等症，可于此方基础上加全蝎、蜈蚣、僵蚕、蝉蜕以解痉，亦可用于寒邪凝痹血脉之高血压病；阳虚甚者，加重附子、干姜、肉桂的用量；若兼肾虚精亏之腰膝酸痛、耳鸣早泄或经少者，可用巴戟天、锁阳、肉苁蓉、仙茅、仙灵脾或右归丸等温阳益精；若兼有肝胃虚寒，可加吴茱萸、干姜等温肝暖土；若兼脾阳虚者，可以桂甘姜枣麻辛附汤加减；若少腹寒凝血瘀者，可用少腹逐瘀汤加减；若冷痛甚可加制川乌等。

3.阴位阴阳两虚

（1）阴位阴阳两虚在本位的变化

①尺细无力。此肾阴阳两虚，阴虚则细，阳虚则沉而无力。偏于阳虚者，可用右归丸；偏于阴虚者，可用六味地黄丸加桂附；若肾虚喑痱，可用地黄饮子。

②尺弦细而劲。此肾阴阳两亏，经脉失于温煦濡养而拘急如刃。症见发热、吐利、腹满痛等，法当温补真阴，方宗理阴煎等。

若阴弦细数或硬或如刃，兼有阳脉无力者，则为肾阴亏，上焦阳气虚之象。脾肾阳虚明显者，理阴煎滋阴以配阳，以熟地大补阴血治本，干姜、肉桂温脾壮命火以使阳生阴长、化源不竭；气虚明显者，可用理阴煎合补中益气汤加减。

（2）阴位阴阳两虚影响阳脉的变化

阳脉浮大按之无力，尺细无力。

此乃肾阴阳两虚，虚阳浮越于上。法当双补肾之阴阳合以潜镇浮越，代表方剂为右归丸合三甲复脉汤；若喑痱者，以地黄饮子为主，虚阳上浮者可合三甲复脉汤，若虚风甚者，可合止痉散。

【脉证详解】理阴煎浅析

理阴煎出自《景岳全书》，原文："此理中汤之变方也。凡脾肾中虚等证，宜刚燥者，当用理中、六君之类；宜温润者，当用理阴、大营之类；欲知调补，当先察此。此方通治真阴虚弱、胀满呕哕、痰饮恶心、吐泻腹痛、妇人经迟血滞等证。又凡真阴不足，或素多劳倦之辈，因而忽感寒邪，不能解散，或发热，或头身疼痛，或面赤舌焦，或虽渴而不喜冷饮，或背心肢体畏寒，但脉见无力者，悉是假热之证。若用寒凉攻之必死，宜速用此汤，然后加减以温补阴分，托散表邪，连进数服，使阴气渐充，则汗从阴达，而寒邪不攻自散，此最切于时用者也，神效不可尽述。"景岳大家也，竟以"神效"称赞此方，决非妄言。而李老对于该方在治疗阴虚发热和阴虚外感两方面的应用具有独到见解，且在临床上取得了很好的效果。临床应用上主要用于阴虚发热如肺癌、肺结核，阴虚外感等，也灵活应用于其他疾病中。

李老认为本方之功效为温补真阴，以阴虚为主，兼有脾肾阳虚者。方中熟地重用三五钱至一二两，意在大补真阴滋肾水；当归二三钱或五七钱，用以补血。熟地滋腻，而当归血中气药，二药相伍，则熟地滋而不腻，当归则养血而不助热，相得益彰，大补阴血以治本。干姜温脾阳，使化源不竭；肉桂壮命火，使阳生阴长，且引火归原；甘草则既可培中，又可调和诸药。

李老根据脉象来应用本方，在临床应用上主要以尺脉旺为主。阴脉浮大动数而减，阳脉数而减者，此方用之。阴脉浮大动数，乃水亏不能制阳而相火动，此方滋阴以配阳；减者，兼阳气虚也，稍加干姜、肉桂，景岳云："善补阴者，必于阳中求阴，则阴得阳升而泉源不竭。"用肉桂可阳生阴长。此热，可为虚热，亦可为客热不甚者。这里所说的热不甚，是脉不数实，不等于体温不高。

另一种情况是阳脉浮大数，而阴脉沉细数，此阴亏阳浮于上，用此方时，恒加山茱萸、龙骨、牡蛎、龟板等。若阴脉浮大动数，而阳脉弱，恒于本方加人参、黄芪或补中益气汤等，滋阴益气。若阴脉浮大动数有力者，则本方去干姜、肉桂，加知母、黄柏以泻相火。若尺旺而阳脉弦劲化风者，与三甲复脉汤合用；若尺脉弦如刃者，加大熟地比重，务在滋阴濡养为要。

1.临床上阴虚发热者，常见病有肺癌、肺结核等。阴不制阳，阴虚发热之虚热，滋阴以配阳，虚热则消。同时仍有实热和阴虚相兼，或热陷阴分者。以病位而言，热有在表、在五体、在五脏六腑之分。阴虚有津亏、液亏、血亏、真阴亏之分，其病位有五脏六腑之别。其程度有热重而阴亏轻、热与阴亏并重、热轻阴亏重之别。且热邪尚有互夹，阴虚亦有相兼，能准确辨识这繁杂的诸证，亦非易事。李老寻出一条捷径，通过脉象结合他诊，应用理阴煎与他方的合方，临床往往取得很好效果。

2. 阴虚外感脉象多见阳脉弱而阴脉旺，症状一般有阴虚导致的发热；土不生金，脾肺气虚导致肺失肃降而致的咳嗽，李老一般选用补中益气汤合理阴煎。

阴虚外感治以养阴散邪，一般以《通俗伤寒论》之加减葳蕤汤加减化裁，其中养阴药仅葳蕤二三钱，而景岳治疗高热不退，用一二两熟地温补阴分，滋阴托邪，他认为大量熟地有补精血以振奋阳气、祛邪外出之作用。《杂症谟·非风》谓"夫人生于阳而根于阴，根本衰则人必病，根本败则人必危，所谓根本者真阴也。"《治形论》又曰："善治病者，可不先治其形，以为兴复之基乎？虽治形之法非只一端，形以阴言，实惟精血二字足以尽之，所以欲去外邪，非从精血不能利而达，欲固中气非从精血不能蓄而强……脾为五脏之本，肾为五脏之后源，不从精血，何以支之灌溉。"此方和补中益气汤加减，补益先天及后天，达到温补阴分、振奋阳气、祛邪外出作用。用此种方法治疗阴虚外感可谓一创新。

李老在治疗其他内科疾病时，亦秉持脉证相参指导用药，临床效果显著。

（二）阴脉实影响阳脉

1. 中焦气机痹阻致阳脉弱

寸脉沉取按之不足，临床多见为虚证，上焦本证如肺气虚、心气虚、心阳虚等，中焦虚则清阳不升。心阳虚者以桂枝甘草汤温振心阳；心气虚者多用归脾汤等补气养心；肺气虚者，多加黄芪、党参或蛤蚧补肺纳气。中虚清阳不升多表现为头部疾患如眩晕、头痛、头蒙、清窍不利等，常以补中益气汤或益气聪明汤予之，兼见脾虚有湿者可用升阳益胃汤。辨证准确，则用之可效。

临床常见中焦实邪痹阻而致上焦虚寸弱者，不可不察。此时脉当阴旺阳弱，当谨察病机，知犯何逆而治之，此时应当四诊合参，不可但见寸弱而一味补虚，犯实实之戒。

（1）中焦湿邪阻滞

中焦湿邪阻滞亦可致清阳不升而寸脉弱，如痰湿、湿热、寒湿、食积等。

脾虚湿阻重者关尺偏濡滑，可用实脾饮；痰湿气滞者，脉见弦滑，以二陈汤、香砂六君子汤加减；若有寒湿阻滞，脉兼沉迟之象，则加草豆蔻、木香、干姜等温阳化湿；有湿热阻滞者，脉有濡数之象，李老常用甘露消毒丹合柴胡、半夏、防风等助木疏土、化痰升清；若辨为食积则消导之。

"至巅之上，唯风可到"。临床见寸弱者李老常取升麻、柴胡、葛根、防风等升清之品灵活而用。用桔梗升举肺气；白芷、川芎、羌活等不仅可以引药入经，还可上达头目而止痛；若有头晕目眩等风象，外风可加防风、蔓荆子之品，而内外风亦皆可用天麻。

升麻、葛根、柴胡是升清之佳品，其升清之时反助降浊，故无论何种原因导致的清阳不升，李老常加之。然李老提醒我们应当注意：此乃上升之风药，若非清阳不升而是阳亢化风、阴虚风动或精亏血少导致的头目晕眩等，则此等风药非所宜也。

（2）中焦气机郁滞

有气机郁滞者，则多为中焦脾胃斡旋不运，肝气郁结不疏或火郁气滞等。

中焦寒热错杂，升降失司，则气机不通而痹阻于中，关脉当滑实有力。故以辛开苦降法如半夏泻心汤类使之得运。以人参、炙甘草、大枣健脾，黄芩、黄连苦寒清热，干姜辛热祛寒，半夏交通阴阳，共奏辛开苦降之功，以复升降运化之职。

肝气郁结则关脉弦，其疏泄无力，亦不能升清降浊，故可以逍遥散或四逆散疏之。

火热为郁，亦可痹阻气机，关脉弦滑或数或躁动，而清阳不得上达见寸沉，则当清泄透达郁热为妙。

2. 邪气上攻致阳脉旺

对于病性，阳旺提示热盛，虽然有热盛还可以兼他邪，可以根据兼症来辨证。而对于病位，寸脉主上焦心肺。造成寸脉旺的原因，在病位上无外乎寸脉所主的脏腑心肺热盛。在阴阳脉皆为病脉的基础上，则是有其他脏腑热盛上冲，下焦阳气浮越等，而在病性上是邪气造成的气机逆乱。对于病势和程度要结合其他部脉以及症状来分析。

热盛类的脉象一般为滑、实、涌等脉。此类脉沉取必定有力。邪气阻遏，气血欲行而与邪搏击，故激扬气血而脉滑，犹如河中有石，水流经时，则与石搏击激起波澜。

（1）脏腑热盛上冲

此类肝火上冲和胃火上冲比较多见。

肝火上冲，关脉弦数，伴口苦、目赤肿痛、两胁胀痛等症状，用泻青丸。方中龙胆草大苦大寒，上泻肝胆实火，下清下焦湿热，泻火除湿；栀子、大黄苦寒，泻火解毒，清三焦之热。肝为藏血之脏，肝经有热本易耗伤阴血，方中苦燥之品又会损伤阴液，故用当归、川芎滋阴养血以顾肝体，使邪祛而不伤正，为佐药；羌活气雄，防风善散，故能搜肝风，而散肝火，同时也从其性而升之于上。

若辨为胃火上冲，关脉洪大而数，症有口臭、牙龈出血等，以玉女煎或清胃散辨证使用。对于热邪较重的可以加黄芩、栀子之类。也可用大黄，给热邪多一个出路，使之从大便排出。

有时还会出现一种情况提示欲化风，此种情况脉象多为弦、兼劲、数等脉。当脉弦劲时会有头蒙、视物模糊等症状，此时加天麻、钩藤、僵蚕平抑肝阳，甚者可用羚羊角，视物模糊可加桑叶、菊花来清肝明目。当寸弦略有数时则表明热郁阴伤阳浮动，酌加生龙骨、生牡蛎、生龟板、白芍，不用柴胡等风药，防止阳浮动更甚。如果风更甚则加止痉散。

（2）气机上攻

对于病性而言，寸旺多提示热盛，或热邪与他邪夹杂。可从以下七个方面来论述。

①郁火上冲。若脉沉躁数，按之有躁动不宁之势，则为郁火。

人体贵在阴阳升降出入，气血流通，倘升降失司，气血运行乖戾，即可成郁，所以凡是能造成气机郁遏的因素均可造成郁火。郁火在体内可上冲、下迫、内窜。郁火上冲可见寸旺，上冲心脉，则可见心悸、怔忡、心烦不眠；心主血脉，血脉失常，或迫血妄行，出现动血、耗血。上冲肺则肺失宣降，治节无权，出现胸闷、胸痛、咳喘。

治当"火郁发之"，用升降散来清透郁热。其中僵蚕、蝉蜕透热；姜黄行气血而调畅气机，以利热外达；大黄降泄，使热下趋，热盛则加栀子、豆豉、连翘、薄荷，名为新加升降散。

②纯热无他邪

脉弦数兼身热微渴，心中懊侬，辨为热郁胸膈，用栀子豉汤加竹叶、连翘等轻清宣散之品。

脉洪大有力兼大渴、大汗、大热等症辨为阳明气分热盛，用白虎汤加减。

脉弦数兼身热口渴、烦躁不安、口苦咽干、小便短赤，辨为邪热内蕴，用黄连解毒汤加减。若火毒内蕴成结，李老则在清热泻火的同时加散结消肿之品如夏枯草等。

脉洪大兼吐利、身热，可用黄芩汤加减。

干咳少痰无痰，口干咽燥，干呕不能食，辨为热伤肺胃津液，方用沙参麦冬汤加减。

若脉弦细数伴有口渴、身无力，辨为气阴两伤，用生脉饮加减。

壮热口渴，烦扰不寐，可知气营两伤，用玉女煎加减。

当出现身热躁甚，心烦，时有谵语，斑疹隐隐，舌红绛，则辨为热入营分，用清营汤加减。

当出现烦热躁扰，斑疹密布，昏狂谵妄，各种出血者，辨为热入营血，用犀角地黄汤加减。

当脉弦数兼有斑疹、紫癜、崩漏、衄血等一些症状，此为热入血分，用清瘟败毒饮加减，同时加上紫草。

热陷心包而烦躁、谵语、昏狂，用凉开三宝，如安宫牛黄丸等。

③与宿食相结。此类脉象为滑数，或沉实兼有大便不通，呕恶，苔黄腻，可用枳实导滞丸加减，或用承气类下之。

④湿热。脉象为濡数。根据脉濡数判断为湿热，还要参考其他症状来判断病位，选方用药。

如果有肢体酸痛，麻木，舌红，苔白腻，或白腻而黄，则辨为湿阻于经络四肢，用薛雪的四号方来加减。

如果有苔腻，胸闷，食欲不振，便黏等湿热内蕴之象，可用甘露消毒丹化裁。

如果有口苦，下焦黄带，分泌物有异味等肝胆湿热兼下焦湿热之象，选龙胆泻肝汤化裁。

如果有高热不退、苔粉腻等邪伏膜原之象，用达原饮。

如果兼下利症状可用葛根黄芩黄连汤。

如果单纯有呕吐，可用连苏饮小剂量代茶饮。湿热亦为郁热，故在原来辨证的基础上可加上升降散来清透郁热。

李老认为的濡脉与一般意义上的濡脉不同。濡即软也，软脉就是濡脉。软脉的特点就是脉来柔软，仿佛水中之棉。所谓软脉，就是脉力逊于平脉，但是又强于弱脉。对脉位的浮沉、至数的疾徐、脉体的长短阔窄，都无特定的要求。软脉的形成是由于气血鼓荡力弱而脉软。何以鼓荡力弱？可因于气血虚、脾虚、阳虚、湿盛所致。湿为阴邪，其性濡。湿盛者，大筋软短，血脉亦软，按之软。再者，湿阻气机，气机不畅，气血不能鼓荡血脉，亦是湿脉软的一个因素。

⑤水热互结。脉象一般是弦数，弦主饮，数主热，这时会伴有水肿，以木防己汤化裁。

⑥痰热郁于胸中。此时脉象为弦滑数、寸旺，予黄连温胆汤。黄连清心火；半夏为君，燥湿化痰，和胃止呕；竹茹为臣，清热化痰，除烦止呕；茯苓健脾利湿，以杜生痰之源。心神不宁虚烦不眠甚者，可重用茯苓，加远志。如果痰热严重者合小陷胸汤。

二、阳致阴失和

临床多见下部病变影响上部脉证者，然亦有上部病变或阻滞不通、或传变损耗、或制约不足，而导致尺部病脉症的情况。

（一）阳实致阴弱

1. 阳位邪气阻滞

关脉或独有滑实或其脉如豆，而有尺不足者，提示中焦邪气阻滞，气血不通，长时间阴精生化无源，而致虚损。若见虚即补，则反助邪盛。当开达中焦，通调气血，宜半夏泻心汤类辛开苦降。

2. 阳位痰湿伤水

"邪水盛一分则真水少一分"，其一，痰浊困脾，脾失健运，不足以资先天而肾虚；其二，若脾胃不能健运，则水谷精微不能奉养周身而化为痰浊，久之则养肾乏源而致肾虚尺弱。故当健脾化痰利湿，以恢复其资养先天的功能，可用六君子汤加金匮肾气丸。

3. 阳位热盛伤阴

脉阳数有力而尺弱，伴头晕、失眠、口苦口渴等症状，可以新加升降散透达郁热，阴虚者补之，相火亢盛者泻之。

中上焦有热，热为阳邪，易伤阴液，损伤下焦阴液易导致阴伤阳浮动。则以泄热为主，滋阴为辅，故需合滋阴补肾水泻相火之药，李老常用大补阴丸或玉女煎。若阴虚著者，尺脉可动数而按之不足，则升降散合大补阴丸；相火不旺者，可去知母、黄柏；若脉阳旺洪大，阴脉细数，亦可能水亏上热，因阳脉洪大，乃热在气分，属无形之热，位在肺胃，亦当滋胃阴清热，方宗玉女煎法，以石膏、知母清肺胃之热，以麦冬、生地金水相生滋阴水。

【脉证详解】小议半夏泻心汤

脾胃位于中焦，为阴阳升降之枢机，脾气运化正常，中焦道路通畅，则阴升阳降，水火既济。若中焦脾虚不运，或他邪阻滞，则脾气不能斡旋中焦，阴阳不相交，此时可以出现心下痞，即病人所说的胃脘胀满。何为心下痞？心下按之濡者为痞，痞即痞塞不通。何以痞？"痞"通"否"也，卦云，阴阳相交谓之泰，阴阳不交谓之否，是阴阳气机隔绝不通之意。

中焦是人身之枢纽，停滞则不能上通下达。当降不能降，当升不能升，则或现阴精化而无源之尺弱、清阳不得上升之寸沉的虚象，或阳不降，积于上而为热，脉象为寸旺；阴不升，积于下而为寒，脉关尺沉减。李老喜用半夏泻心汤斡旋中焦气机，平调寒热。阳不降所生之热，此为郁热，不同于东垣所言之脾虚阴火上冲之热，故当用黄芩、黄连苦寒清热，阴不升则阴寒盛于下，故用干姜辛热祛寒，半夏交通阴阳，共奏辛开苦降之功，以复升降运化之职。临床当活用半夏泻心汤。脾虚重者，增加健脾之比重；湿浊重者，可加大温化的力量；热邪重者，益其苦泄之权重；有兼夹者，则相兼而治。半夏泻心汤的应用指征还有舌苔黄腻、疼痛、呕恶不食、肠鸣下利等。

（二）阳虚致阴旺

阳虚导致阴旺，是指由于中上焦的虚证，而引起下焦病变，从而导致阴脉病理性亢进浮动的一种情况。阴旺而无力者，亦兼有肾虚无力奉养、收纳或是正气浮越于外所致，此当滋补真阴或者温补真阳。此时若阴旺且有力者，是因虚致实，下焦实邪甚也。正气奋与邪搏，激荡气血，故见旺而有力之脉，则加大祛邪力度。

1. 中虚，湿浊下注

若尺脉独旺而濡，为湿热下注于肾，相火壅塞其间，症见腰沉、腹胀坠、溲淋浑浊、便黏不爽、腿酸沉肿胀，法宜清利下焦湿热，方用萆薢分清饮、四妙散等。

临床常见阳脉虚而阴脉滑，伴有气虚、乏力、带多、淋浊等症状，则辨为脾虚湿浊下注，治当健脾清利下焦湿浊，以补中益气汤加味，于健脾之中，加入清利湿热之品，如三仁汤、八正散、二妙丸、四妙丸、完带汤等方，或以滑石、车前子、黄柏、茵陈之类予之，颇有效验。

肝郁疏泄无力者，可合逍遥散助肝疏泄清利。

必诊其尺脉有力，乃可以寒凉药攻之，同时根据阳脉弱的情况，亦当固其脾胃，防止过寒戕伐。

2. 中虚，下焦相火妄动

若尺脉独旺而有力，症见烦热、口秽、腹胀痛、大便黏滞或结、溲赤浊等，方宗枳实导滞汤、调胃承气汤等。

而若阳脉虚，尺脉动数，伴气虚、乏力、身热、眩晕等症者，为脾虚不制相火之证。当以补中益气汤为主，相火过亢者，兼以大补阴丸泻之。

【脉证详解】土不制水新解

中上焦阳气虚，何以致尺脉旺？皆知土克水，五行与五脏相配，心火、肺金、脾土、肝木、肾水。土能克水，乃指肾而言，肾乃水火之脏，真阴真阳所居，乃人身阴阳之根。土能克水，皆知土可制水饮上泛，但言土尚能制相火者鲜，以致对东垣以甘温除大热主以补中益气汤者多困惑不解，或曰阳虚，或曰阴虚，或曰湿阻，皆因对土能克水理解片面。

东垣于《脾胃论》中解释甘温除大热用补中益气汤之机理时曰："脾胃气虚，则下流于肾，阴火得以乘其土位。"何为阴火？曰："阴火者，起于下焦……相火，下焦包络之火，元气之贼也。火与元气不两立，一胜则一负。"这明确指出是由于脾胃气虚，导致相火动。所以土克水，不仅制水饮上泛，亦制肾中相火妄动。故尺脉旺，亦因脾肺气虚，上虚不能制下，因而相火妄动。如何治之？按东垣所云，予益气升清即可制相火之妄动。土虚固宜健脾益气升阳，但相火妄动之时，升阳恐助其相火之升动，两相掣碍，健脾益气升阳之时，恒加大补阴丸，防其相火更加升动。尺旺，必按之有力，乃相火妄动之脉。若尺虽旺，按之无力者，则非大补阴丸所宜，当予引火归原。此种脉象虽少，但并不罕见。

三、阴阳互不影响选析

临证病机错杂者很多，当需分辨有无病因病机相联系。相联则主治其本，联系不紧密者，可分而论治，在治疗时秉持着上病治上、下病治下的原则来辨证选方用药。然阴脉阳脉各部之脉象微妙，其病机病理各不相同，临床当须明辨。试选几例分析如下。

（一）尺细数，阳脉不足

1. 尺细数，而阳脉细数减或动数而减

此水亏上焦气阴两亏，症见心悸、气短等，法当滋肾水养心阴益心气，方宗六味地黄丸合生脉饮或炙甘草汤、百合地黄汤加减。

2. 尺细数而阳脉减者

此水亏且上焦气虚，症见腰腿酸软、气短而喘、胸闷、心悸、头晕、无力等，法当滋水益气，方宗六味地黄汤合补中益气汤或用养阴益气汤。

（二）尺弱，阳脉旺

1. 尺细数，阳脉洪滑数大者

此水亏而上焦气分无形热盛，症见腰腿酸软、烦热、口渴欲饮、面赤、多汗或斑疹、衄血、头痛牙痛等，法当滋水清上焦气分之热，方宗玉女煎或玉女煎去牛膝、熟地加细生地、玄参方（《温病条辨》）加减。

2. 尺沉弱，阳脉浮数有力者

此心火亢而肾阳虚，水火不济，心肾不交。症见心烦、不寐、口舌生疮、怔忡等，法当直降心火，引火归原，同时蒸水上济于心，方用交泰丸。

【脉证详解】玉女煎、心肾不交

1. 小议玉女煎

玉女煎首创于明代张景岳，出自《景岳全书·新方八阵·寒阵》，其原文为："治水亏火盛，六脉浮洪滑大，少阴不足，阳明有余，烦热干渴，头痛牙疼，失血等症如神。若大便溏泄者，乃非所宜。"原方由熟地、石膏、知母、牛膝、麦冬组成。其清热与滋阴同用，既可清阳明气分火热，又能治少阴阴精不足。景岳并未言熟地与石膏孰是君药，因此在临床实践中要根据具体病情具体分析，灵活掌握药量，阳明火热盛者，则石膏用量加大；少阴阴亏者，当加重熟地的使用比例。《景岳全书》中记载："熟地，资培肾水，填骨髓，益真阴，专补肾中元气"。"其味甘，土之味也"。"熟者性平，禀至阴之德，气味纯净，故能补五脏之真阴"。故玉女煎中用大量熟地，大补真阴，以益少阴之亏损，以防阴不敛阳，虚阳浮越于上。且熟地性平，滋阴之时又可补益中土。熟地与石膏相配，寓补于清，既使邪气得以出路，又给正气以培补。石膏甘辛大寒，张景岳言其"善去肺胃三焦之火，而尤为阳明经之要药"，且石膏与知母相须为用，含白虎汤之义，清泻阳明火热，且知母又可滋阴。麦冬养阴清肺，其与熟地配伍，取其金水相生、虚则补母之义，且麦冬又可降肺胃，胃气以降为顺，肺胃之气通降，则周身之气莫不顺从而行。牛膝补肝肾，引热下行，入络通经，交通中下。张景岳曾提出"奇经八脉，隶于肝肾，皆属阳明总司"，故用牛膝调和气血，联系先天与后天。

李老使用玉女煎，亦多用于上焦气分热盛、阴亏于下的情况。其脉多为阳脉洪滑数大，一派阳明气分热盛之象；阴脉细数，乃下焦阴亏。石膏、知母清阳明之热；麦冬、熟地滋肺肾之阴，金水相生，虚则补母。牛膝引热下行，滋补肝肾。若阳明火热甚，或恐其滋腻，可将熟地换为生地，滋阴养液并可清热凉血。若阴亏者，李老多加山茱萸、鳖甲、龟板养阴；虚火浮动者，加生龙骨、生牡蛎潜敛相火。气阴亏虚者，亦常加太子参益气养阴。气分火盛灼伤阴精，李老照顾胃阴，常配伍粳米养胃阴。上焦火盛者，加玄参、丹皮清热凉血，透热外达。若外有寒束且咳喘多痰者，可与麻杏石甘汤合用。下焦阴亏甚且相火妄动者，又可与三甲复脉汤合用。

2. 心肾不交解析

在人体生理状态下，心主火在上，肾主水在下，肾水上济心火使心火不亢，心火下温肾水使肾水不寒，水火相交而维持人体的阴阳平衡。所谓水火不济就是心火和肾水不能正常地上下相交，则可从心、肾各自的病变以及相交的道路问题来考虑心肾不交的原因。

（1）心不交于肾

由于思虑过多，暗耗心神，易致心阴血虚，心阴不足，则不能引心火下交，心火亢于上，常见心悸失眠，虚烦神疲，口舌生疮，舌红少苔，尤以寸脉细数。此非实火，当滋补心之阴血为主，可用天王补心丹。

伤寒过汗伤阳，或病久易致心阳虚。心阳虚则心无所主，"心下悸，欲得按"，寸脉沉迟无力，首用桂枝甘草汤；若虚甚，心神浮越而"烦躁"者，见寸脉浮而无力，再加牡蛎、龙骨以潜镇；若心阳虚不能下温肾水，肾水则寒，脉可见寸尺皆沉，甚则寒水上凌、冲心射肺等，或"气从少腹上冲心"而心悸、咳喘、神疲，脉当阳弦阴弱。此非上济心火之正水，而是病理之邪水，故用桂枝加桂汤温通心阳，下温肾水，平冲降逆。

若心火亢盛，见寸脉浮数有力者，当以苦寒直折为宜。心火亢盛而不寐者，可用朱砂安神丸。

（2）肾不交于心

妄加作劳、热病后期或久病损伤易致肾阴虚，肾阴不足，则无源以蒸化，无水以济心，心阳制约不足则偏亢，在上则见口苦咽干、心烦失眠、耳鸣耳聋，在下则见潮热盗汗、腰膝酸痛等症状，脉见阳脉浮而按之有力，尺脉细数。用黄连阿胶鸡子黄汤苦寒清火、滋阴益肾。若肾阴虚而阳浮于上，见尺细数而阳脉浮按之无力，亦可见腰酸腿软、心烦失眠、口苦咽干等症，则是阴虚阳浮，而非心肾不交之证，可以三甲复脉汤。

素体阳虚或老年命门火衰易致肾阳虚。肾阳不足则不能蒸腾肾水上济心火，心火偏亢。在下见水肿、小便不利、便溏、腰膝冷痛，在上则见吐红生疮、心烦失眠，其脉为尺沉弱而阳旺按之有力。可用交泰丸，上清心火，下暖肾阳而温水。

（3）阴阳升降道路受阻

"左右者，阴阳之道路也"，《四圣心源·天人解》中有："枢轴运动，清气左旋，升而化火，浊气右转，降而化水。化火则热，化水则寒。方其半升，未成火也，名之曰木。木之气温，升而不已，积温成热，而化火矣。方其半降，未成水也，名之曰金。金之气凉，降而不已，积凉成寒，而化水矣。"人体左升右降，所谓左右，则是肝左升肺右降，脾左升胃右降。凡人体阴阳升降不利，则心肾亦难以相交。

肝主疏泄，肝郁则人体之阴阳气血不畅达。"地气上为云"，若肝气虚馁，则不能携肾水上升，故当疏肝或补肝气升提为要；肺为阳中之阴脏，以引"天气降为雨"，故肺若壅实、浊气不降，则亦不能交心火于肾，故肺以降为顺。

《黄帝内经》曰："胃不和则卧不安"，若中焦邪气郁闭困阻，则升降化运失常。《灵枢·邪客》中用半夏秫米汤以交通心肾，主治由湿痰内盛导致的失眠，以"决壅塞，经络下通，阴阳和得者也"，《灵枢》言其"新发病者，覆杯则卧，汗出而愈"，"久病者，三次饮服而愈"，可见疗效卓著。寒热错杂、痞塞中焦等，可用半夏泻心汤辛开苦降；湿热、寒湿、瘀血等阻滞，则辨证清利；中虚而不运化，则补益健运为主……务在恢复脾胃升降之机，通利阴阳升降之道路。

第四章　阴阳脉诊病例

一、阴致阳失和

（一）阴脉弱影响阳脉变化

1. 阴位阴虚

例1：阴虚相火妄动

金某，女，10岁。

2004年12月7日初诊：头晕，头痛，伴恶心已有5年，大便干。

脉弦数按之减，右尺旺。舌略红，苔白糙。

证属：阴虚，相火旺。

法宜：滋阴，平肝泻相火。

方药：三甲复脉汤合大补阴丸加减。

干地黄12g	元参12g	白芍12g	生龙骨15g(先煎)
生牡蛎15g(先煎)	丹皮8g	山茱萸12g	制鳖甲15g(先煎)
制龟板15g(先煎)	知母4g	黄柏5g	怀牛膝8g
代赭石15g(先煎)			

14剂，水煎服。

2005年1月4日二诊：脉弦细数按之减，右尺已不旺。便不干，头晕痛已轻。上方加天麻10g、桑叶9g、菊花7g。

14剂，水煎服。（李老门诊病例）

按：脉右尺旺，且伴有头晕、头痛、大便干，此乃肾阴亏，相火妄动；脉弦数，乃火盛之脉。故在治疗时当以平肝泻相火治其标，滋敛肝肾之阴治其本，标本兼顾。李老平时善用三甲及龙骨滋阴潜阳。张锡纯曰："代赭石压力最雄，能镇胃气、冲气上逆，开胸膈，坠痰涎，止呕吐，通燥结。"故李老加之潜镇、止呕、通便。右尺旺，此旺必按之有力，故加知母、黄柏清泻相火；怀牛膝补肝肾，并引上逆之相火下行；地黄、元参、白芍、山茱萸滋补肝肾之阴，同时山茱萸还有固摄镇脱之功效。

二诊诸症皆减，虚象显露，脉弦细数乃肝肾阴虚，当继服上方补肝之体；尺已不旺，妄动之相火已平，服药后头晕痛虽减，但尚未痊愈，恐潜镇太过碍肝之疏泄，故可加天麻、桑叶、菊花疏肝以升发清阳。

风药能行、能散，可疏风、除湿、散寒，又可升发清阳。凡风、寒、湿上犯于头而引起头痛昏沉者，皆可用之。若风热上扰者，则取辛凉散邪，如菊花、桑叶、薄荷等。若无外邪，清阳不能上达者，风药亦可用之，因风药能鼓舞清阳上达于至巅，所以治头痛，风药恒多。若气并于上、肝热上冲、阴虚阳浮者，则风药不宜，恐助其升逆。

例2：阴虚发热

张某，男，22岁，学生。

2005年5月20日初诊：昨日发热，体温37.5℃，恶风，自汗，头晕，不欲食，大便干，小便正常。

脉寸弱，关数软，尺盛。舌略红绛，少苔。

证属：上焦气虚，腠理不固，风入化热，相火妄动。

法宜：益气固表，滋阴泻相火。

方药：黄芪桂枝五物汤合知柏地黄丸加减。

生黄芪 15g	桂枝 10g	白芍 10g	炙甘草 7g
大枣 6 枚	生姜 5 片	知母 6g	黄柏 6g
熟地 12g	山茱萸 12g	丹皮 12g	山药 12g
茯苓 12g	泽泻 10g	五味子 5g	生龙骨 18g (先煎)

生牡蛎 18g (先煎)

4 剂，水煎服，日 3 服。

5 月 23 日二诊：药后发热、恶风解，尚头晕，胸闷，无力。脉阳弱阴旺。舌可。乃气虚未复，相火未敛。

嘱服补中益气丸、知柏地黄丸，早晚各 1 丸，连服 2 周。

按：外感初起，相火旺者少见，此例即尺旺相火动。缘于平素肾水亏，又兼风邪内入，扰动相火而作。

寸为阳位，寸弱乃上焦气虚，致腠理不固，风邪易入。治当益气升阳，调和营卫，固其腠理，故予黄芪桂枝五物汤。

阴虚，相火易动者，本应滋水泻相火，使水中之火敛潜；然上焦气虚，又当益气升提。下焦潜降，上焦升提，并用之，确实互碍。本不当同用，但二者病机又确实共存，无奈之际，不得不共用。为防相火升腾，故予方中加五味子以敛，加龙骨牡蛎以潜。此种病机，在诊治其他病时，亦曾遇到数次，不得不升潜并用，此亦为偶之剂也。(《火郁发之》)

例 3：瘀久化热伤阴

杜某，男，63 岁。

2001 年 5 月 8 日初诊：数度患疟，巨脾。每日下午低热，伴恶寒，已半年余。气短难续，心慌无力，体位变动时尤甚。虚羸消瘦，食欲不振。

脉阳弦数，尺沉弦劲而细数。舌淡红，有瘀斑。面色晦暗。

证属：瘀久化热伤阴，阳亢风动。

法宜：活血软坚，滋阴潜阳，平肝息风。

方药：鳖甲煎丸加减。

制鳖甲 30g (先煎)		制龟板 30g (先煎)	
生牡蛎 30g (先煎)		夏枯草 15g	
海藻 15g	丹皮 12g	银柴胡 9g	赤芍 12g
白芍 12g	黄芩 9g	干地黄 15g	山茱萸 15g
土鳖虫 12g	水蛭 10g	桃仁 12g	红花 12g
姜黄 10g	西洋参 15g		

7 剂，水煎服。

5 月 15 日二诊：脉弦稍数，寸偏旺，尺已不弦劲。舌已不淡，呈暗红，有瘀斑。近二日未见寒热，他症亦减。上方加昆布 15g，继服。

6 月 13 日三诊：上方共服 28 剂，一直未见寒热，食增，心慌气短渐轻。以此方 10 剂，轧面服。

按：此为疟母。脉弦数，乃瘀血久羁化热；脉沉细劲数，乃肾水已亏，水亏不濡，阳亢化风，故脉弦劲。瘀血导致阴虚阳亢而午后发热，状若阴虚，故活血化瘀治其本，养阴退蒸治其标，历月余而热除。由此可知，瘀血久羁亦可致热。(《火郁发之》)

例 4：水亏火旺，心肾不交（失眠）

王某，男，19 岁。

2005 年 9 月 20 日初诊：寐少，入睡难，每夜仅睡 5 个小时左右，虽寐亦不实。烦躁，心绪不宁，精神不能集中，学习成绩明显下降，已半年余。因读高三，冲刺阶段，倍加焦急，寐更差。服安眠药，白天困，昏昏沉沉，头脑更不灵光。

脉沉弦滑数。舌略红，苔薄白。

证属：气滞，痰热内扰。

法宜：疏肝理气，清热涤痰。

方药：四逆散合升降散佐以涤痰之品。

柴胡 7g	枳实 9g	白芍 10g	炙甘草 6g
僵蚕 12g	蝉蜕 5g	姜黄 10g	大黄 3g
栀子 10g	黄连 10g	半夏 15g	瓜蒌 18g
竹茹 8g	天竺黄 12g	琥珀粉 2g（分冲）	

10月18日二诊：上方共服28剂，睡眠已可，尚欠实，精力尚不够集中。脉阳旺阴弱。舌嫩绛，少苔。

证属：水亏火旺，心肾不交。

法宜：泻南补北。

方药：黄连阿胶汤加减。

黄连 12g	黄芩 9g	生白芍 12g	干地黄 15g
阿胶 15g（烊化）		鸡子黄 1枚（冲入）	
生龙齿 15g（先煎）			

11月9日三诊：上方共服21剂，寐已可，精力振作。脉已平，转缓滑。嘱服天王补心丹1个月，以固疗效。（《火郁发之》）

按：一诊脉沉弦滑数，沉弦主气滞，滑数主痰热内郁，故法宜疏肝理气，清热涤痰。二诊邪退而正虚之象显露，阳旺阴弱乃水亏火旺之象，加之舌嫩绛少苔，心主血脉，心火亢盛可出现舌绛，舌嫩而少苔为阴虚，水亏火旺，故转用泻南补北法，黄连阿胶汤主之。

心肾相交，是人体内水火既济的具体表现方式，在维持人体阴阳协调方面发挥着重要的作用。心肾相交的理论渊源于《灵枢》《素问》。后孙思邈明确提出："夫心者，火也；肾者，水也，心肾相交，水火相济。"因此，心火、肾水虽然一上一下，但是水火之间必须相互沟通，即心火必须下交于肾，以助肾阳，共同温煦肾水，使肾水不寒；而肾阴必须上济于心，以滋心阴，共同涵养心阳，防止心阳过亢。

师按：初诊本已见效，何以二诊又更方？此即中医之恒动观，病是不断运动的，每诊都要谨守病机，把握病势，随证更方。

例5：水亏火旺（失眠）

薛某，女，38岁。

2007年4月2日初诊：失眠已十年余，寐浅易醒，一夜醒十多次，睡眠不足4小时，头昏沉，精力不济，昼则困，打不起精神，好忘善怒，易哭，经涩少。·

脉沉涩数。舌偏红暗。

证属：瘀热互结。

法宜：活血化瘀，清透郁热。

方药：栀子豉汤合血府逐瘀汤加减。

栀子10g	淡豆豉12g	桔梗9g	柴胡9g
桃仁12g	红花12g	赤芍12g	丹参18g
生地15g	川芎8g	炙甘草7g	

4月23日二诊：上方加减，共服21剂。一夜约可睡六七个小时，尚醒二三次，精力增，情绪亦渐平和。脉寸旺尺弱，关沉小滑数。舌可，苔薄黄。

证属：水亏火旺。

法宜：泻南补北。

方药：黄连阿胶汤加减。

黄连 12g　　黄芩 9g　　　白芍 15g　　　生地 15g

阿胶 15g(烊化) 半夏 12g　　丹参 18g

14 剂，水煎服。

按： 脉沉涩且舌略暗，经涩少，此血瘀也；脉沉数且舌稍红，此热也。故诊为瘀热互结。瘀热内扰，致夜寐不安，心绪烦乱。栀子豉汤清透郁热，血府逐瘀汤活血化瘀，二方相合，恰合病机。

何以二诊转为阳旺阴弱？盖瘀血去，遏伏之热得以透达而上冲，故寸旺。久病阴耗故水亏，转为水亏火旺之证。法当泻南补北，此证非黄连阿胶汤莫属。加生地者，滋肾水；加半夏者，交通心肾。(《火郁发之》)

例 6：水亏火旺（冠心病）

焦某，女，43 岁。

1992 年 8 月 22 日初诊：诊为冠心病，房颤。心中慌乱不支，不得平卧，胸及心下皆痛，按之痛，头晕，咽中窒塞，干痛，嗳气，背冷。

脉沉涩无力，寸脉动，参伍不调。舌淡嫩而暗，有齿痕，苔少。

证属：肾水不足，心阳独亢。

法宜：泻南补北。

方药：黄连阿胶汤加减。

黄连 9g　　　白芍 12g　　　麦冬 10g　　　阿胶 12g(烊化)

生龙骨 15g（先煎）　　　　　生牡蛎 15g（先煎）

生地 12g　　山茱萸 12g　　肉桂 5g

7 剂，水煎服。

8 月 29 日二诊：症如上，寸动已平。上方去黄连、阿胶，加茯苓 15g、红参 10g、五味子 5g。

11 月 14 日三诊：上方连服 70 剂，诸症皆减，自行停服。

1994 年 3 月 1 日再诊：上症又作，脉细数无力，参伍不调。舌嫩红，有齿痕，无苔。

证属：气阴两虚。

法宜：益气养阴。

方药：炙甘草汤加减。

炙甘草 10g　　党参 10g　　桂枝 9g　　　麦冬 10g

生地 15g　　大枣 5 枚　　阿胶 12g（烊化）　当归 10g

沙参 12g　　生龙骨 18g（先煎）　　　　生牡蛎 18g（先煎）

1994 年 5 月 12 日诊：上方共服 56 剂，症除，脉转滑，心律已整，停药。

按：初诊阳旺阴弱，故泻南补北，方用黄连阿胶汤。因阴脉涩而无力，为阴阳两虚，故方中加肉桂阴阳双补，亦取阳中求阴之意。1994 年 3 月再诊，脉细数无力，乃气阴两虚，故取炙甘草汤养阴益气。坚持数月，正气渐充，房颤竟除。毕竟房颤易反复，尚须善加调养，以防再发。(《冠心病中医辨证求真》)

例 7：水亏气逆

叶太史古渠，在上江学幕中，患吐证久不愈。凡学使按临之郡，必召其名医延医，两年余更医十数，病日甚。岁暮旋里，或与二陈加左金，吴萸、川连俱用五六分，服下少顷，吐血碗许。脉之不数，第两寸俱上鱼际，左尺微不应指。彼欲言病源及所服方药，余曰：悉知之矣。第服余方，五十剂乃得痊，计熟地当用三斤许。乃讶然莫喻，问所患究何病？曰：彼上江名医，不过谓病痰饮耳，所用方不过用四君、六君已耳。遂拍案笑曰：一皆如言。但非痰饮，何以多酸苦涎沫？今饮食日减，何以反重用熟地？曰：此证由于肾虚，肝失其养，木燥生火，上逆胃络，肺金亦衰。饮食入胃，不能散布通调，致津液停蓄脘中，遇火上冲，则饮食必吐而出也。四君、二陈、香、砂类皆香燥之品，以之为治，犹抱薪救火，反助之燃。必滋水生木，润肺养金，庶可获效。第阴药性缓，病既久，非多剂不瘳也，用熟地、杞子、沙参、麦冬、石斛等出入加减，初服吐自若，十剂外吐渐序，食渐增，果至五十剂而愈。（《续名医类案》）

按：患者两寸俱上鱼际，左尺微不应指。脉症合参可知，左尺微乃肾水不足之象；肾水不足，无以涵木，木燥生火，上逆胃络，为呕为吐，脉之则见两寸俱上鱼际。故以熟地、枸杞子、沙参、麦冬、石斛等滋阴之品壮水之主，滋水涵木。肾水足，木得涵，风阳息，逆气降，呕自止矣。

二陈汤、左金丸为治疗呕吐的常用方剂，但在临床上，必须方证相对，才可运用。患者初诊时，众医忽视脉诊，但见其呕吐酸苦涎沫，就以香燥化痰之品投之，反致病重。而后者从脉入手，根据脉象诊为水不涵木，治以益肾滋阴，方证相应，效果显著。由此可见，诊治疾病不可拘于常法，必须四诊合参，辨证准确。后医利用阴阳脉诊，准确辨证，施以方药，故效佳。

例 8：阴虚烘热

贾某，女，53 岁。

2006 年 11 月 6 日初诊：烘热汗出，约一小时一次，已三四年。烘热时，头面及周身皆热，汗后不畏寒。伴心慌，头胀，耳鸣，肢软，足底痛，食眠可，二便调。

脉右阳旺阴弱，左沉弦数。舌淡红，有齿痕，苔少。

证属：阴虚阳浮，肝经火郁。

法宜：滋阴潜阳，清透肝经郁火。

方药：三甲复脉汤合一贯煎加减。

生龙骨 18g (先煎)		生牡蛎 18g (先煎)	
制鳖甲 18g (先煎)		制龟板 18g (先煎)	
沙参 15g	生地 15g	生白芍 15g	山茱萸 15g
五味子 5g	麦冬 15g	丹皮 12g	川楝子 10g
栀子 10g			

7 剂，水煎服。

12 月 11 日二诊：服上方后，症本已轻，自行停药，又作如故。上方加龙胆草 6g。

12 月 25 日三诊：上方共服 14 剂，烘热息，汗亦止，他症亦著减。脉弦略数，舌可。嘱：晚服六味地黄丸，晨服丹栀逍遥丸，连服 1 月。

按：因脉阳浮阴弱，故诊为阴虚阳浮；左脉沉弦数，沉主气，左为肝，弦亦主肝、主气滞，数为热，故诊为肝经火郁。故此案病机为阴虚阳浮，肝经火郁。病机明，则诸症皆依此病机解之。烘热汗出、头身热、耳鸣等，皆阳浮所致，亦与肝经郁火相关。此证既有阴虚，又有火郁，乃虚实相兼。方以三甲复脉汤滋阴潜阳，以一贯煎解肝之郁火，并行不悖。(《火郁发之》)

例 9：阴虚化风（皮肤瘙痒）

王某，女，82 岁。

2012 年 11 月 10 日初诊：初起周身瘙痒，无皮疹，有抓痕，数月后周身瘙痒加重，尤以夜间痒甚，以致不能安眠，遍身抓痕累累，多次求诊无明显疗效。高血压 40 年，长期服降压药治疗，无糖尿病史。

脉弦硬而涌，按之尺细数。舌可。

证属：阴虚阳亢，阳亢生风。

法宜：滋阴潜阳。

方药：三甲复脉汤加减。

生龙骨 30g (先煎)　　　　　生牡蛎 30g (先煎)

生鳖甲 30g (先煎)　　　　　生龟板 30g (先煎)

白芍 12g　　生地 15g　　火麻仁 15g　　阿胶 12g (烊化)

炙甘草 8g　　麦冬 12g　　生何首乌 15g

11 月 17 日二诊：痒感稍轻，脉同前，上方继服。（李老门诊病例）

按： 初服 15 剂始见效，脉稍见敛，守方而服 38 剂收功。2013 年 12 月 20 日电话随访，未见复发。

常理而言，肝肾阴亏，舌应红绛干敛少苔。然此患者舌稍暗，苔薄白，看不出丝毫阴亏之象。李老认为，舌象兴盛于温病，且温病中舌象往往能够反映温病热盛阴伤之规律。而杂病则不然，杂病中舌证不符者多见，因此舌象的意义大打折扣。此即"温病重舌，杂病重脉"。此患者脉浮取弦硬而涌，按之尺细数。脉以沉为本，以沉为根，尺细数为下焦阴亏之象，弦硬而涌乃阴虚不能制阳而阳亢化风。以此解症，皮肤发痒为风窜肌肤，肌肤失荣的表现。

例10：阴虚咯血

一人形瘦而苍，年逾二十，忽病咳嗽咯血，兼吐黑痰。医用参、术之剂，病愈甚。汪诊之，两手寸关浮软，两尺独洪而滑。此肾虚火旺而然也。遂以四物汤加黄柏、知母、白术、陈皮、麦冬之类。治之月余，尺脉稍平，肾热亦减。根据前方再加人参一钱，兼服枳术丸加人参、山栀以助其脾，六味地黄丸加黄柏以滋其肾，半年而愈。（《古今医案选》）

按：患者脉寸关浮软，两尺洪而滑。脉症相参可知，尺洪而滑，乃肾水不足，阴不制阳，相火妄动；阴不制阳，虚阳浮越，故见寸关浮软。相火妄动，灼伤血络，则见咳嗽咯血，兼吐黑痰。故以四物汤加知母、黄柏滋阴泻相火，治尺之洪滑；以白术配麦冬滋阴益气，治寸关之浮软，且无助火之虞；另加陈皮行气，使补而不滞。此时，患者肾水不足，相火妄动，若以人参等温燥之品投之，恐有耗水助火之虞，故不用之。

二诊尺脉稍平，水亏火旺之势已减，故可用人参补其体虚。另外，兼服枳术丸（由枳实、白术组成）加人参、山栀。人参、白术益气健脾；栀子、枳实泻火降胃，亦助脾升。再用六味地黄丸加黄柏以滋肾水，泻相火。

例11：阴虚夹痰上攻（自主神经功能紊乱）

张某，女，70岁。

2005年4月18日初诊：身软无力，于室内稍走动，即觉身烘热，腹背皆热，汗出，心慌肢软，气短喘促，须休息半日方渐缓。食、眠尚可，二便调。曾住院检查，诊为自主神经功能紊乱。

脉弦细数，左寸偏旺。舌暗，苔薄腻，唇暗紫起皮。

证属：肝肾阴虚，虚阳易动，夹湿夹瘀。

法宜：滋肝肾，平肝潜阳，佐以化湿祛瘀。

方药：三甲复脉汤加减。

生龙骨 18g (先煎)　　　　　生牡蛎 18g (先煎)

制鳖甲 18g (先煎)　　　　　败龟板 18g (先煎)

干地黄 12g　　元参 12g　　　山茱萸 15g　　赤芍 15g

白芍 15g　　牡丹皮 12g　　地骨皮 15g　　白薇 12g

茵陈 15g　　滑石 12g (包煎)

6月3日二诊：上方加减，共服 31 剂，症已不著，力增，可下四楼绕上两圈，未再烘热汗出。脉弦数按之不实。舌暗红，腻苔退。唇暗。上方 7 剂。因天热回张家口市。

9月2日三诊：天气渐凉，由张家口返石家庄，中断治疗 3 个月。现静如常人，动辄背尚热，但热已轻，汗已少。体力增，手微颤，其他可。脉弦细劲数。舌暗，少苔。

证属：阴虚阳亢而风动。

法宜：滋阴潜阳，平肝息风。

前方去滑石、茵陈，加乌梅 6g、阿胶 15g、泽兰 15g，继服。

10月24日四诊：上方加减共服 42 剂，诸症已平。脉转弦缓滑。舌略暗红。

按：脉弦细数，乃肝阴虚阳偏亢，肝失柔之象；左寸偏旺，乃肝阳升浮之兆。阳气者，烦劳则张，稍有劳，则扰其虚阳，虚阳动则烘热，腹背皆热；阳动而汗泄；正气虚而心慌、肢软、气短喘促。法当滋肝肾、平肝潜阳，取三甲复脉汤加减。诊其夹湿者，因舌苔薄腻。有湿当化，又有阴虚当滋，湿本忌滋腻，两相掣碍，但治时又须相兼，故选既能化湿清热，又不伤阴之茵陈、滑石，兼顾其湿。治湿是否一概禁忌滋润之品？吴鞠通于《温病条辨》卷一第43条告诫曰："润之则病深不解。"其实未必尽然。有几种情况，化湿必须加生津养阴之品：

一是舌苔白厚而干，乃湿未化而津已伤，故化湿之时，须加生津之品，如石斛、花粉、芦根，或麦冬、生地、元参等，津复湿反易化。二是白苔绛底者，湿未化而热已深，虽清热化湿而黄腻之苔不退，此时宜酌加甘寒、咸寒生津养阴之品，如生地、元参等。例如龙胆泻肝汤，清利肝胆湿热之时，方中加生地一味；局方甘露饮，治胃中湿热，方中尚有二地、二冬、石斛，清而兼补。三是素有阴虚而兼湿者，滋阴之时，须加化湿之品，两相兼顾，本例即是。四是邪水盛一分，真水少一分，利水去湿，必兼养阴，如猪苓汤。

诊其夹瘀者，因舌暗、唇暗且起皮，唇舌暗，皆为瘀血之指征，但唇干揭皮亦为瘀血之指征，此知之者少。《金匮要略·妇人杂病脉证并治》曰："曾经半产，瘀血在少腹不去。何以知之？其证唇口干燥，故知之。"唇口干燥，乃瘀血内蓄，不荣于外也，故唇干起皮且暗亦为瘀血之指征。本证病机为肝肾阴虚，虚阳浮动，故主以三甲复脉汤，滋阴平肝潜阳，夹湿加茵陈、滑石，夹瘀加丹皮、赤芍。再诊加乌梅者，乃补肝之体，泄肝之用也。(《火郁发之》)

例 12：阴虚阳亢化风夹瘀

母某，女，79岁，河北省石家庄市人。

2013年10月12日初诊：脘腹部胀满20年，按之痛。夜间睡眠后常因胀痛而醒，至早晨五六点时起床活动后方可减轻。喜揉按，矢气多，口干不喜饮，时头懵，平素畏寒，手脚凉。

高血压病史 10 年，即刻血压 145/70mmHg，服降压药控制。

脉寸关浮弦硬而涌，尺略沉弦。舌暗，苔薄白。

证属：阴虚阳亢化风，夹瘀。

法宜：滋阴潜阳息风，化瘀。

方药：三甲复脉汤加减。

生龟板 30g（先煎）　　　生鳖甲 30g（先煎）

生龙骨 30g（先煎）　　　生牡蛎 30g（先煎）

生地 12g　　熟地 12g　　阿胶 12g（烊化）　生白芍 15g

山茱萸 12g　五味子 6g　　丹皮 12g　　　赤芍 12g

蜈蚣 10 条　全虫 10g　　地龙 15g

10 月 19 日二诊：药后腹胀减轻大半，大便日 1 次，偏稀。仍畏寒，手足凉。上方加山药 15g、炙甘草 8g。

12 月 12 日电话回访：脘腹胀气已愈，现已无明显不适，患者非常高兴。（李老门诊病例）

按：本案中，脉寸关浮弦硬而涌，尺略沉弦，为阴阳脉诊之阳旺阴弱脉。阴弱者，肝肾阴亏也；阳旺者，虚阳上越也。水亏而无以涵木，风木过亢，克伐脾土，脾失健运，故见脘腹胀痛，因其为虚证，故喜按；夜晚阳入于阴，风阳更亢，克伐益甚，故脘腹胀痛加重；舌暗，口干不喜饮，均为阴虚血瘀所致；"阳气者，精则养神，柔则养筋"，瘀血阻滞，血脉不畅，阳失布运，故见头懵，畏寒肢冷。故以三甲复脉汤配山茱萸、五味子滋阴潜阳，平肝息风；丹皮、赤芍活血化瘀；地龙、全虫、蜈蚣息风止痉。

二诊症减，然大便偏稀，脾虚之象已显，故加山药、甘草健脾止泻。

例13：肝肾虚，阳亢化风

陈某，女，44岁。

2014年4月5日初诊：经常左侧头痛，甚则牵及眼，已20余年，因情绪变化及休息差加重。心慌，烦躁，焦急，颈、腰不适，经常情绪波动。纳可，寐一般，大便干，三四日一行，小便可，月经量少。诊为抑郁症，已停西药，即刻血压：170/120mmHg。

脉沉弦细涩无力，舌稍暗。

证属：阳虚，血虚。

法宜：温阳补血。

方药：当归四逆汤加减。

当归12g	桂枝12g	赤芍12g	白芍12g
炙甘草8g	细辛7g	川芎8g	葛根12g
党参12g	肉苁蓉15g	干姜8g	生黄芪12g
桃仁12g	红花12g	白芷8g	炮附子15g(先煎)
全虫10g	蜈蚣10条		

7剂，水煎服。

4月14日二诊：头痛未发作，但头胀不适，大便5天未行，腰凉，后背出冷汗，即刻血压：160/120mmHg，头晕，寐浅，恶心。脉右阳弦稍劲，尺减，左弦无力。舌可。

证属：肝肾虚，阳亢化风。

法宜：滋肝肾，平肝息风。

方药：三甲复脉汤加减。

生龟板30g(先煎)		生鳖甲30g(先煎)	
生龙骨30g(先煎)		生牡蛎30g(先煎)	
怀牛膝15g	熟地30g	山茱萸18g	白芍18g

五味子 7g　　地龙 15g　　蜈蚣 10 条　　全虫 10g

肉苁蓉 18g

7 剂，水煎服。（李老门诊病历）

按： 患者初诊时，脉沉弦细涩无力。脉症相参，可知弦脉在此主寒，正如《金匮要略》云："弦则为减，减则为寒。"综合判断，诊为阳虚、血虚。阳虚清阳不得上达于头，故头痛；肝从左升，肝阳虚馁，升清失司，故头痛表现在左侧；阳虚温煦不及，血虚失于濡养，故大便干、经量少。治以当归四逆汤，并佐以益气温阳、息风止痉之品。

复诊时头痛未作，足见用药得当。然仍有大便不畅、血压高等症状，不可因上方有效继服之。因脉变证亦变，方亦变，这是李老诊治疾病时的重要思辨思路。二诊时脉转为右阳弦稍劲，尺减，左弦无力，阳弦稍劲为肝风内动之脉，尺减为肾虚，左脉候肝，左弦无力为肝虚，故有肝肾虚。处方以三甲复脉汤合滋阴息风之品滋补肝肾，平肝息风。

例 14：肾阴虚水泛

李士材治蒋少宰，头痛如破，昏重不宁。风药血药，痰血久治无功。脉之，尺微寸滑，肾虚水泛为痰也。地黄四钱，山药、丹皮、泽泻各一钱，茯苓三钱，沉香八分，日服四剂，两日辄减六七。更以七味丸、人参汤送，五日其痛若失。（近日上盛之病最多，观此可悟一切少阴病）（《续名医类案》）

按： 中医认为头痛或因诸邪上扰脑络，或因诸虚导致脑络失养。其邪有风、寒、热、湿、郁、痰、瘀之分，其虚有气、血、阴、阳之别，其病位在脑络，多与肝、脾、肾及六经有关。

此病例平脉辨证，尺微寸滑，辨为肾虚水泛为痰。何为水泛为痰？该说法首次见于《景岳全书》"阴虚水泛为痰者，六味丸、八味丸酌而用之"的记载。可以用阴阳互根互用的理论解释。"阳生阴长"，"阳化气，阴成形"。譬如煤油灯，灯火属火为阳，煤油属水为阴，油足则灯亮，油少则灯暗；亦譬如行舟，舟有形为阳，水为阴，如果水多则舟行，水少则舟停。人身以阳气为重，阴亦很重要。《灵枢·本脏》曰："肾合三焦、膀胱，三焦膀胱者，腠理毫毛其应也。"《灵枢·本输》云："肾上连肺。"三焦者，决渎之官；膀胱者，州都之官；肾主水，皆可以影响水液的运行。当阳气充足，则可推动水液正常运行而濡养全身。阴不足，影响阳气化生，阳气失去其气化功能，则水液不能正常运行而泛滥为痰，上犯到头而头痛。再者，肾阴虚而不能涵木，厥气夹痰上逆则痰厥风动而头痛。

故用六味丸治疗，熟地黄可以滋阴补肾；牡丹皮可以泄阴虚而致的虚热；山药可以清虚热于肺脾，补脾固肾；茯苓可以健脾利水，利用五行中土克水来治疗水邪；泽泻可以利水，将邪从小便排出；山茱萸可以补肝肾。本例中用六味地黄丸去山茱萸，加沉香，山茱萸酸敛，易敛邪，故去之，沉香可以行气止痛，使地黄补而不腻，亦可缓解头部疼痛，性温，入肾经可以温肾壮阳。从病本上治疗，未用治标之药，效果显著，后以七味丸（六味丸加附子）和人参来继续补肾作为后续治疗。该病例提示我们治病必求于本。李老常说："治病不能纯按经验去治病，经验可以治某些病，但并非所有病。"溯本求源，平脉辨证，治病时会得心应手。

2. 阴位阳虚

例1：阳虚，火不生土

马某，女，20岁，河北唐山人。

2007年3月26日初诊：脘腹胀痛，脐两侧刺痛。寐差，每日约睡四五个小时，精力不济。

脉弦紧，左寸及右尺均不足。舌嫩红，苔白。

证属：君相二火俱虚，阴寒内盛于中。

法宜：温振中阳。

方药：大建中汤加减。

| 干姜6g | 川椒5g | 吴茱萸6g | 肉桂6g |
| 红参12g | 炙甘草6g | 半夏12g | 饴糖30mL _(烊化) |

4月9日二诊：上方共服10剂，脘脐疼痛已除，胃尚欠和。由寐少转而为多寐，整日困乏欲睡。脉转沉滑。舌淡嫩红，苔薄少。上方加白术9g，7剂，水煎服。

按： 寸尺不足，乃君相火虚。火不生土，中焦阴寒，脉绌急为痛。

阳虚者，不能养神，精神委顿，当呈但欲寐状，何以反见不寐？因阴气盛，阳被格于外，阴阳不得相交，故不寐。

君相火衰不得眠，何以取大建中汤治之？君火在上，相火在下，上下火衰，中焦阴寒，诸不足者，取之于中。脾阳健，可斡旋阴阳水火之升降；中土健，以运四旁，故取大建中汤温振中阳。加肉桂，补命门，补火生土；加吴茱萸，温肝散寒，肝阳升，脾阳亦升，此亦木达土疏；加半夏者，交通阴阳，取半夏秫米汤之意。

二诊脉转滑，示阳气来复。阳复本当精神振作，昼精夜瞑，何以反多寐？概"阳气者，精则养神"，阳初来复充，养神不及故多寐，仍宗原方治之。

不寐温振中阳，多寐亦温振中阳，表现不同，实病机一也。（《中医临证一得集》）

例2：阳虚阳浮

柴屿青治吴颖庵少廷尉甥闵，年三十，口舌生疮，下部泄泻，脉尺弱而无力，寸关豁大。此阴盛于下，逼阳于上。若用凉药清火，则有碍于脾；用燥药治脾，则有碍于舌。惟有引火归原之法，竟用附子理中汤冷冻饮料，送八味丸三钱，两服顿愈。（《续名医类案》）

按： 患者之脉尺弱而无力，寸关豁大。脉症相参可知，尺弱乃命门火衰；命门火衰，虚阳不得安伏于下，浮越于上，故见寸关豁大。命门火衰，火不暖土，则见泄泻；虚阳上浮，则见口舌生疮。辨为命门火衰，虚阳浮越。故以附子理中汤合八味丸温补命门，益火之源，治下寒。肾阳充足，龙火归原，则上热自消。

附子理中汤冷冻饮料，乃附子理中汤凉服之意，是为反佐。此患者阴盛于下，若直接用大辛大热之品，易成阴阳格拒之势，故附子理中汤宜凉服，以防患者出现呕吐等症。

例3：阳虚痰饮上攻

冯楚瞻治司文选，素患痰喘，发则饮食不进，旦夕不寐，调治数月不效。脉之，两寸少洪，余皆沉弱，其右关尺微细更甚。乃命门之火衰极无根，虚阳上浮，且服克削，脾元亏损，致痰涎益甚，虚气愈逆。以炒黄白术八钱，固中气为君。炒燥麦冬三钱，清肺引气降下为臣。炮姜二钱，温中导火；牛膝二钱，下

李士懋教授论阴阳脉诊

58

趋接引；五味子一钱，敛纳收藏，并以为佐。制附子一钱五分，承上药力，直达丹田为使。如是数剂，痰退喘止，食进神强，久服八味丸不再发。（冯氏治病，大半皆是此种药，真景岳、立斋嫡派，而其用药更狠。尝见一酒客病喘，医以此法施之，大喘而死。误补与误攻，厥罪固维均也）（《续名医类案》）

按： 脉为两寸少洪，余皆沉弱，其右关尺微细更甚。关尺沉弱，尤右关尺微细更甚，是脾肾阳虚，阳气不能温煦鼓荡血脉；两寸少洪，乃阳虚阴寒内盛，虚阳浮越。脾肾阳虚气化无权，故生痰浊；肾乃水火之脏，真阴真阳所居，乃人身阴阳之根。土能克水，不仅能制水饮上泛，亦可制相火之妄动，故中焦脾虚可导致下焦相火妄动，且脾愈虚，气愈逆。炮姜、白术温阳健脾固中以制相火；制附子补火壮阳，牛膝补肝肾，并引火下行。平素李老用药，此案当加肉桂。虽附子、肉桂皆可补火助阳，但是肉桂守而不走，偏于温补，而附子走而不守，散的力度较大，肉桂温肾阳，附子温散阴寒，道路通畅，浮游之火自可下归宅窟。"邪水盛一分，则真水少一分"，若水谷精微化成水饮，则真水必少，故加麦冬、五味子滋阴润肺，喘久真气有欲脱之虑，故加五味子收敛真气。若阳虚甚者，虽真水少李老亦不加芍药、五味子，防其阴柔有碍于温阳。

例 4：阴位阳虚，虚阳上浮（失眠）

王某，女，65 岁。

1995 年 11 月 21 日初诊：失眠 20 余年，每日或二三个小时，或五六个小时，或连续数日彻夜不眠。每日皆须服安眠药，初服安定，后改服舒乐安定、阿普唑仑，服用药量逐渐增加，效果渐差，副反应渐大。昏沉，烦躁，焦虑，心慌，食欲差，多汗，无力，腰酸肢软，下肢冷。

脉阴弱阳脉虚大。舌嫩红，少苔。

证属：下焦阴盛，虚阳上浮。

法宜：益肾温阳，引火归原。

方药：金匮肾气丸加减。

肉桂 4g	炮附子 8g (先煎)	茯苓 15g	山茱萸 12g
熟地 12g	丹皮 9g	泽泻 10g	山药 15g
远志 9g	半夏 9g	炒枣仁 40g	生龙骨 18g (先煎)
磁石 15g (先煎)			

1996 年 1 月 18 日二诊：上方加减，共服 52 剂。诸症皆减，睡眠明显好转，每夜约可安寐六七个小时，可不服安眠药，精力较前明显好转。脉三部皆平，转弦缓。舌偏暗红，苔少。上方继服 14 剂，以固疗效。

患者家住承德，因女儿在石家庄工作，每年冬天常来女儿家小住。2006 年冬来石时，因他病来诊，云几年来身体情况良好，睡眠一直正常，脉色亦佳。

按：心肾相交，通常指水火既济。心主火，肾主水，心火下交于肾而肾水不寒，水精四布，滋润濡养脏腑、官窍、肌肤毫毛。肾水上承，心火不亢，心神乃昌，昼精夜暝。此层关系，亦称水火既济，坎离既济。

若肾水亏，不能上济心火，则心火独亢。心火亢可见心烦不寐，或烦躁心悸，甚则躁狂；肾水亏可见腰酸膝软、头晕耳鸣目花、躁热骨蒸、遗精滑泄等，其脉当为阳盛阴弱。法当泻南补北，代表方剂为黄连阿胶鸡子黄汤。

须知，水亏火旺只是心肾不交的一种表现，除此而外，尚有许多其他原因导致心肾不交，包括邪阻、正虚两大类。此案，阴脉弱，为下焦阳虚阴盛；阳脉虚大，是虚阳上浮，致心肾不交而失眠。腰酸膝软，下肢冷，疲乏无力，乃下元亏所致；不寐心慌，烦躁焦虑，乃虚阳上扰所致。故法宜益肾温阳，引火归原，予肾气丸。坚持服药两个多月，终获脉三部皆平而愈。(《中医临证一得集》)

例5：肾阳虚，虚热上浮（咽痛）

芦某，女，21岁，学生。

1995年10月16日初诊：咽痛半年，心烦有痰，后头及两侧头痛。

阳脉数，不任重按，尺脉弱。

此肾虚阳浮于上，宗济生肾气丸加减。

炮附子9g（先煎）　　肉桂5g　　山茱萸12g
干地黄12g　茯苓12g　泽泻10g　丹皮10g
怀牛膝9g　五味子6g

7剂，水煎服。

10月24日二诊：上方共服4剂，咽痛头痛皆缓。以其尺脉尚弱，于上方加巴戟天10g、肉苁蓉10g，再服4剂而愈。(李老门诊病例)

按：肾之经脉循咽喉。肾阳虚，虚阳循经上浮而咽痛。阳脉虽数，然不任重按，知为虚火而非实热，故当以济生肾气丸补其下元，引火下行。阳旺阴弱之脉，大致有三种：一是阳脉数大有力，尺脉细数，此为肾水不足，心火独亢，当予泻南补北，黄连阿胶鸡子黄汤之类主之；二是阳旺按之减，尺脉细数且舌光绛者，此为阴不制阳，水亏阳浮，当滋阴潜阳，方如三甲复脉汤；三是阳旺不任重按，尺沉弱且舌淡者，此阴盛格阳，当温补下元，引火归原，方如济生肾气丸、右归饮之类。此例虽咽痛心烦、寸数，然尺弱，知为下焦阴盛，虚阳上浮，故予济生肾气丸引火归原。此种阳浮，赵养葵称之为龙雷之火，此火不可水灭，不可直折，必以热药引火归原。

例6：阳虚外感

付某，女，21岁，学生。

2003年12月29日初诊：平素身体虚弱，外感后，恶寒无汗，发热，体温37.9℃，周身痛，腰痛，足冷，胃中嘈杂胀满。脉沉无力，寸独大，按之虚。舌淡灰。

证属：阳虚外感。

法宜：温阳散寒。

方药：再造散加减。

生黄芪12g	党参12g	炙甘草6g	桂枝9g
干姜6g	羌活6g	荆芥5g	炮附子15g(先煎)
麻黄3g	川芎7g	白芍12g	细辛4g
大枣6枚	肉桂5g		

2剂，水煎服，日3服。

12月30日二诊：药后微汗，热已退。尚恶风，身酸楚，腰痛，足冷。服药后咽痛。脉舌同上，继予引火归原。

生黄芪12g	党参12g	白术9g	炙甘草6g
肉桂5g	干姜5g	半夏10g	炮附子12g(先煎)
山茱萸15g			

2剂，水煎服。

2006年5月22日再诊：相隔3年多。外感4天，因为工作，不敢请假，自己吃了点成药，拖延至今。已但热不寒，且有微汗，尚头晕恶心，咽痛，身痛，懈怠无力，膝下冷，体温37.6℃。

脉沉弦细拘滞。舌淡胖，苔白润。

证属：阳虚寒凝。

法宜：温阳散寒。

方药：桂枝加附子汤加减。

| 桂枝 10g | 白芍 10g | 炙甘草 7g | 生姜 5 片 |
| 大枣 6 枚 | 炮附子 12g (先煎) | | 党参 12g |

2 剂，水煎服，日 3 服。

数日后来告已愈。嘱：早服人参归脾丸，晚服金匮肾气丸，坚持服 1~2 月。

按：发热、恶寒、无汗、身痛、腰痛，当属太阳表实证，予麻黄汤。然脉沉无力，寸独大按之虚，知为阳虚阴盛，虚阳升浮，又兼感外寒，故予再造散，益气温阳散寒。

脉沉无力乃阳气虚；寸脉虚大，乃阴寒内盛，虚阳浮越于上。法当温暖下元，引火归原。故方中加肉桂，与附子、干姜相伍，以使浮游之火下归宅窟。白芍之酸收，升散之中有收，防其阳越。

二诊服再造散后，热虽退，然增咽痛。此咽痛，非为热盛，乃虚阳所致。引火归原，虽可温暖下元，使浮游之火下归宅窟，但毕竟所用之药药性皆辛热，温下之时，亦可格拒，反使阳浮，故尔咽痛。仲景白通汤加人尿、猪胆汁反佐之，以防格拒。余遵仲景法，加山茱萸合白芍，酸收以敛浮阳，防其格拒。

脉若难以遽断，当进而查舌，阳虚者，舌当淡胖；阴虚者，舌当红绛，再结合神色、症，不难分辨。(《火郁发之》)

例 7：阳虚阴盛

张某，女，56 岁。

2008 年 4 月 11 日初诊：巅顶痛 30 余年，恶心呕吐，他可。每日服脑宁片、卡托普利、硝苯地平，血压 150～160/105mmHg。脉沉弦稍滑，舌可。

证属：肝胃虚寒。

法宜：温肝暖胃。

方药：吴茱萸汤加减。

| 吴茱萸 8g | 生姜 10g | 党参 12g | 半夏 10g |

7 剂，水煎服。

5 月 2 日二诊：血压 140/98mmHg，服上药后头痛减轻，头痛时脸热，他尚可。脉阳浮大按之弱，阴拘。舌可。

证属：下焦阴盛，虚阳上浮。

法宜：温阳散寒，潜摄浮阳。

| 细辛 5g | 麻黄 5g | 山茱萸 18g | 炮附子 12g（先煎） |

| 吴茱萸 7g | 生龙骨 30g（先煎） | | 生牡蛎 30g（先煎） |

7 剂，水煎服。

5 月 9 日三诊：血压 130/90mmHg，巅顶已不痛，尚沉，他可。脉沉弦细迟无力。舌暗，苔可。上方加干姜 6g、生晒参 12g。7 剂，水煎服。（李老门诊病例）

按： 初诊时，脉沉弦稍滑。脉症相参可知，沉弦主寒，滑主痰。综合判断，诊为肝胃虚寒，以吴茱萸汤加减治之。

二诊阳脉浮大按之弱，阴脉拘。《素问·举痛论》云："寒气客于脉外则脉寒，脉寒则缩蜷，缩蜷则脉绌急。"寒主收引，客于脉外则致筋脉拘紧。同理，阴脉拘，则为下焦寒盛。下焦寒盛，格阳于外，虚阳上越，故见阳脉浮大，然此为虚阳，故沉取无力。从症状来看，面部发热，亦为虚阳上越之象。故以炮附子温肾益火，治阳虚；以麻黄、细辛发散阴寒，治阴盛；山茱萸、生龙骨、生牡蛎收敛浮阳，治阳浮。肾阳足，阴寒散，浮阳收敛，病自愈矣。

三诊症大减，且阳浮阴拘之象已无，足见辨证准确，方药得当。然脉象沉弦细迟无力，可见寒象未除，并有气阴两虚之势。故原方继服，且加干姜以助温阳散寒，加生晒参益气养阴。

例8：气虚于上，寒盛于下

刘某，女，65岁。

2014年8月3日初诊：腰痛，劳累时加重数月。身上窜痛，主要集中在关节，小关节著，脚趾关节变形，3年余。右上臂痛，有心肌炎病史，现无症状，纳、便、寐均可，走路多脚踝痛。

脉弦稍硬，按之阳弱尺弦紧。舌略红。

证属：气虚于上，下焦阴寒盛。

法宜：益气，温阳，散寒。

方药：黄芪桂枝五物汤合麻黄附子细辛汤加减。

黄芪30g	茯苓15g	麻黄5g	杜仲18g
桂枝15g	党参12g	白花蛇舌草15g	炮附子15g（先煎）
白芍10g	白术10g	细辛7g	制川乌12g（先煎）
全虫10g	蜈蚣10条	大枣5枚	炙甘草6g
菟丝子15g	熟地15g	山茱萸15g	川断18g

7剂，水煎服。

8月10日二诊：8月1日体检：类风湿因子偏高，血沉偏高，总蛋白偏低，甘油三酯偏高，右肺中叶及下叶基底段多发阴影，考虑炎症，三尖瓣少量反流，铁蛋白增高，糖化血红蛋白增高，甲状腺结节，左小脑半球钙化密度影。服药后未见腰痛、关节痛，右上臂、脚踝亦未痛，身体较原来舒服。大便每日 5～6 次，便溏，无腹痛，吃药 2～3 天后，牙痛连及脸部，吃三黄片后已愈。

脉舌同上。上方加肉桂 5g，改黄芪为 15g。

7 剂，水煎服。（李老门诊病例）

按： 脉阳弱，腰痛，劳累时加重，由此可断为上焦气虚，故用黄芪、党参补气，茯苓、白术健脾以助生化之源。人身之血脉无外乎气血，气以温之，血以濡之，此人脉弦稍硬，为不柔之象；源于血之不濡，故方中加白芍、熟地、山茱萸阴柔之药以濡润血脉、筋骨、肌肉。尺弦紧，弦紧则为阳虚寒邪收引凝泣之象，腰痛，身上窜痛，右上臂痛，走路多脚踝痛皆为阳虚寒邪闭阻经脉，故用麻黄附子细辛汤温阳散寒。麻黄附子细辛汤为温阳散寒的祖方。《本草汇言》谓附子为"乃命门之要药""服之有起死回生之功"，故附子温阳化气；麻黄能够发越阳气，解寒凝；李老认为细辛能够启肾阳，散沉寒，引麻黄直达于肾，提取下陷之寒邪，亦符合逆流挽舟之意。《神农本草经》中细辛主"百节拘挛"，因其性善走窜，能到全身极细极微之处，故能够助肾阳的布散，并将凝闭于里、于细微处的寒邪消散。加川乌、杜仲、菟丝子温肾助阳，加强温阳的力度。桂枝、甘草辛甘化阳，温通经脉。积阴之下必有伏阳，阳虚不能敷布全身，郁而化热，故舌红，加白花蛇舌草清热。

阳虚阴盛之时，虚阳易动，而为格阳、戴阳，此时依然用麻黄、细辛，难免有阳脱之虑，故视情况而定。若阳微细欲绝，纯为阳气馁弱不起者，此时可用；若脉微细，已有浮动之象，或两颧微泛浮艳之色，身有微热者，此时不宜再用，恐助阳升。若欲用之，须加龙骨、牡蛎、山茱萸以潜敛之，防阳脱于外。

二诊以上诸症除，为阳渐复之象，然脉依然同上，便溏，说明阳气依然不足，故继服。

牙痛连及脸部，此当是虚阳浮越之象，故减黄芪的用量，并加肉桂引火归原。

例9：土虚，阴寒上攻

张某，男，48岁，石家庄市人。

2013年6月28日初诊：咽痛五六日，食热则咽痒而致咳，夜咳致不寐，输液两日未见好转，平素腰痛。

脉阳减无力，尺弦紧。舌可，苔黄。

证属：土虚，下焦阴寒上攻。

法宜：培土，以制下焦阴寒。

方药：麻黄附子细辛汤合四君子汤加减。

麻黄7g	党参12g	茯苓12g	炮附子12g（先煎）
细辛7g	生黄芪12g	白术10g	炙甘草7g

7剂，水煎服。

7月1日二诊：咽痛、咳均减半，尚咽痒，咽部肿胀不舒，吸热气则咽难受。腰痛如前。脉阳减，尺弦紧减。舌可，苔略黄。上方加炒杜仲15g、干姜7g。7剂，水煎服。（李老门诊病例）

按：此案患者为男性，急性起病，主要症状是咽痛，咳嗽，夜间咳嗽加重，经输液治疗未见好转。从症状上分析只有咽痛、咳嗽，未见发热，恶寒等外感证。寒、热、痰、瘀血、阴阳两虚等都能引起咽痛。此案从脉象来看，阳脉无力，而两尺脉见弦紧之象。《金匮要略》云："阳微阴弦，即胸痹而痛。所以然者，责其极虚也。今阳虚知在上焦，所以胸痹、心痛者，以其阴弦故也。"虽是以此脉解胸痹，然其理一也。皆因上焦虚，上不制下，阴寒上乘，循经而作痹。土虚不能制水，水可上泛，同样肾中的阴寒亦能上冲，痹阻于咽喉则咽痛。且足少阴肾经"其直者，从肾上贯肝膈，入肺中，循喉咙，挟舌本"。所以下焦阴寒循经上冲痹于喉而咽痛。遂培土，以制下焦阴寒，方用四君子汤合麻黄附子细辛汤，温肾散下焦阴寒。患者平素腰痛，夜间咳嗽加重证明阳气不足，阴寒较重。舌苔黄可作阳气虚后虚阳上越解。3 剂药后，咽痛、咳均减半，脉象阳减，尺弦紧减，脉症均向愈。二诊加入炒杜仲温肾阳，强腰膝，并取四逆汤之意，加入干姜 7g，加强温中之效。这样温里散寒之效大增。7 剂药后电话随访，咽痛、咳嗽皆除，腰痛大减。

例 10：气虚寒凝（冠心病）

车某，男，63 岁。

2013 年 9 月 9 日初诊：活动后胸闷、心慌、短气 3 年。1 月前于河北省第二人民医院住院治疗，住院期间患急性心梗，继则心衰。现症：静息短气，活动后胸闷、心慌，餐后不能平卧，纳差，夜尿 2 次。

西医诊断：冠心病，急性广泛前壁心梗。

现服阿司匹林 100mg，1 次 / 日，硫酸氢氯吡格雷 75mg，1 次 / 日，单硝酸异山梨醇 120mg，2 次 / 日，盐酸曲美他嗪 20mg，3 次 / 日，半拖拉唑钠肠溶片 20mg，1 次 / 日，琥珀酸美托洛尔，47.5mg，1 次 / 日，氢氯噻嗪 25mg，2 次 / 日，辛伐他丁 10mg，1 次 / 晚，朴达秀 2 片 / 次，3 次 / 日。

脉滑数慌大，沉取阳减尺弦拘数。舌嫩红有齿痕，苔白。

证属：上焦气虚，下焦寒痹。

法宜：补中，温阳散寒。

方药：补中益气合麻黄附子细辛汤加减。

| 生黄芪 15g | 白术 12g | 麻黄 8g | 红参 12g |
| 升麻 7g | 细辛 7g | 茯苓 15g | 柴胡 9g |

炮附子 15g（先煎）

4 剂，水煎服。

停全部西药，必要时服山梨醇酯。

9 月 13 日二诊：患者服用 4 剂后气短较前好转，但仍频繁发作，胸憋气短，活动则诱发或加剧，夜间休息状态仍有发作，平素烦躁易怒。脉滑数实大，两寸沉。舌淡暗，苔白。

证属：痰热痹阻。

法宜：清热化痰。

黄连 12g	胆南星 12g	竹茹 10g	桃仁 12g
红花 12g	半夏 12g	菖蒲 10g	皂角子 7g
赤芍 12g	瓜蒌 30g	枳实 10g	白芥子 10g

桔梗 12g

7 剂，水煎服。

9 月 20 日三诊：患者自诉服上剂后夜间没有再发病，惟活动后诱发胸闷，服用硝酸甘油、消心痛后，症状缓解。脉两寸沉滑数。舌红苔白，舌前侧少苔。上方加减继服 42 剂。（李老门诊病例）

按：脉以沉取有力无力定虚实，沉取阳减且见短气、胸闷诸症者，上焦气虚也；尺弦拘数，肾阳虚衰，下焦寒凝也。《灵枢·邪客》云："五谷入于胃也，其糟粕、津液、宗气分为三隧，故宗气积于胸中，出于喉咙，以贯心肺，而行呼吸焉。"故宗气化生于中焦脾胃。宗气为呼吸之枢机，贯心脉而行气血。其兼理心肺，总行气血，是心肺相联系、相协调的纽带。患者阳减且纳呆者，辨为脾虚，宗气不足也。其诸症见者，宗气不足故也。故重用黄芪，因其善补气又善升气也，与胸中大气有同气相求之妙用；白术、茯苓健脾祛湿，恢复脾胃生化气血之功能；升麻、柴胡引气上行。然宗气的产生以肾中原气为根本。其尺弦拘数，为肾阳虚，寒邪蕴于下也。肾阳虚，阳虚不能气化津液而为夜尿。故用麻黄附子细辛汤温肾阳以驱寒邪。加红参以振心阳。二诊，因其脉滑数实大，诊为痰热内蕴，予黄连温胆汤清热化痰后，症状缓解。

例11：寒湿痹阻经络（风湿病）

韩某，女，40岁。

2013年7月26日初诊：患风湿病已1年余，现关节疼痛，活动、遇寒加重。手僵，腕关节活动受限，面部肌肉麻木，牙咬物无力，自觉舌尖及牙龈发凉，手足凉。

脉弦细拘减，沉取阳弱阴弦。舌可。

证属：寒湿痹阻经络。

法宜：温阳散寒通络。

方药：独活寄生汤加减。

独活 8g	桑寄生 18g	杜仲 15g	牛膝 10g
细辛 6g	秦艽 10g	茯苓 15g	桂枝 10g
防风 8g	川芎 8g	党参 12g	甘草 7g
赤芍 12g	熟地黄 15g	当归 15g	生黄芪 15g
炮附子 12g (先煎)	制川乌 12g (先煎)	蜈蚣 10 条	全虫 10g

白花蛇 1 盘

14 剂，水煎服。

8 月 10 日二诊：患者服用上药后关节肿胀减轻，全身微汗出，上唇麻木减轻，排气通畅。脉弦细，尺无力。舌淡苔白。

自诉药贵难以负担，调整如下：

独活 8g	桑寄生 18g	杜仲 15g	牛膝 10g
细辛 6g	秦艽 10g	茯苓 15g	桂枝 10g
防风 8g	川芎 8g	党参 12g	甘草 7g
赤芍 12g	熟地 15g	当归 15g	生黄芪 15g
炮附子 12g（先煎）	制川乌 12g（先煎）	乌梢蛇 15g	地龙 15g
土鳖虫 10g			

14 剂，水煎服。（李老门诊病例）

按：初诊时，患者脉弦细拘减，沉取阳弱阴弦。脉症相参可知，脉拘、阴弦为下焦阳虚寒凝；阳虚于下，则无以温上，上焦阳气不足，故见阳脉弱。《素问·生气通天论》云："阳气者，精则养神，柔则养筋。"阳气不足，寒凝经络，血脉不通，故见关节疼痛、手足寒凉、肌肉麻木等症；脉细减，可知患者亦有气血亏虚之象。法当祛风除湿，散寒通络，补气养血。故以独活祛风除湿；以炮附子、制川乌、桑寄生、杜仲等温阳散寒；以秦艽、乌梢蛇等通经活络；当归、黄芪之类，取八珍汤之意，补气养血。二诊时，脉转弦细，尺无力且寒象大减，可见辨证准确，方药得当。然寒未尽除，故原方稍作改动，继服。

例 12：寒痹心脉

张某，女，60 岁。

2013 年 4 月 5 日初诊：胸痛、胸闷 10 年余，心中发紧，心悸，头痛，寐差，每日可睡 4～5 小时，食、便可。西医诊断：冠心病、高血压。口服西药：辛伐他丁、卡托普利、尼群地平、倍他乐克、硝苯地平、地奥心血康、阿司匹林。

脉右弦迟无力，寸弦拘，左沉迟涩无力，寸弦。舌可。

证属：阳虚寒痹心脉。

法宜：温阳散寒。

方药：桂甘姜枣麻辛附汤加减。

细辛 6g	炙甘草 6g	仙茅 12g	炮附子 12g (先煎)
麻黄 6g	桂枝 12g	干姜 8g	仙灵脾 12g
白术 12g	茯苓 15g		

7 剂，水煎服。

4 月 12 日二诊：脉沉弦拘减。舌可。上方加制川乌 12g (先煎)、桃仁 12g、红花 12g。7 剂，水煎服。

4 月 19 日三诊：脉同前。舌可。服上方后未通，有时胸闷，头痛，寐好转，血压下降。上方加川芎 8g、羌活 9g。14 剂，水煎服。（李老门诊病例）

按：桂甘姜枣麻辛附汤出自《金匮要略·水气病脉证并治》："气分，心下坚，大如盘，边如旋杯，水饮所作，桂枝去芍药加麻辛附子汤主之。"为桂枝去芍药汤加麻黄附子细辛汤组成。温振心阳、卫阳再加以温振肾阳，解散寒凝，鼓舞阳气蒸腾敷布，则阴阳调和而畅达。

患者寸脉弦拘，乃寒凝于上之象，整体脉象沉迟涩无力，是阳气不通，气机痹阻的表现。阳虚而胸闷、胸痛、心悸、寐差，乃少阴之证。"阳气者，精则养神，柔则养筋"，阳气不精，故寐差；阳虚不能鼓荡心脉，振发心阳，心脉无力相继而心悸；阳气不足，阴寒凝滞，故心中发紧而头痛，寸脉拘。

"大气一转，其气乃散"，李老曰："此大气者，乃人身之阳气也，犹天空之一轮红日，红日当空，阳运周环，天运朗朗，邪无可避，阴霾自散。阳运而神昌，诸症渐轻。"方取桂甘姜枣麻辛附汤，扶阳气解阴凝。阳气复，大气转，离照当空，阴霾自散，则胸痹、心悸、头痛随之而解。

血压高是阴寒凝敛，血脉收引所致。虽血压高，然寒客血脉，亦可温散，可用麻黄、细辛、附子、干姜等，温散阴凝涩敛。阳气复、寒凝散，血脉得以舒展畅达，血压自然得降。甚者可加蜈蚣、全虫如寒痉汤等息风通络解痉，功效亦著。

本案中李老通过加仙茅、仙灵脾温助肾精，补益真阳来鼓舞阳气振发；加川乌、羌活助其温散；考虑寒凝则血脉痹阻致瘀，故用桃仁、红花通其血脉。

例 13：寒饮停肺

徐某，女，61 岁。

2014 年 6 月 8 日初诊：近 3 年近冬 3 个月咳，今夏咳，痰清易困，痰不多，走十几步即喘，需停步休息得缓，他可。

脉沉滑缓，寸弦紧尺缓。舌暗苔花剥。

证属：寒饮停肺。

法宜：温化寒饮。

方药：小青龙汤加减。

炙麻黄 8g	清半夏 10g	陈皮 8g	苏子 6g
桂枝 10g	白芍 10g	茯苓 15g	炒莱菔子 10g
干姜 10g	五味子 10g	白芥子 10g	细辛 6g
炙甘草 10g	杏仁 10g		

7 剂，水煎服。

服药后诸症皆除，不再喘，可走长路，随访两个月未再发。
（李老门诊病例）

按:《伤寒论》在论述伤寒表不解之症时，见"心下有水气，干呕发热而咳，或渴，或利，或噎，或小便不利、少腹满，或喘者，小青龙汤主之"以及"伤寒心下有水气，咳而微喘，发热不渴。服汤已渴者，此寒去欲解也。小青龙汤主之"。本案病人以喘咳为主症，咳痰清稀。观其脉证，脉象沉滑缓是气虚痰浊壅阻气机的征象，按之寸弦因寒饮上泛，尺缓乃肾气不足，又"肾为生痰之根"。故痰清不多，步行不远。知其脉为阳弦尺缓，则知犯何逆，故随证治之，选用具温化肺中寒饮之功的小青龙汤加味。

正如《重订通俗伤寒论》言本方"君以麻、桂辛温泄卫，即佐以芍、草酸甘护营；妙在干姜与五味拌捣为臣，一温肺阳而化饮，一收肺气以定喘；又以半夏之辛滑降痰，细辛之辛润行水，则痰饮悉化为水气，自然津津汗出而解"。病人咳喘3年，有久痰顽痰。故加三子以降气化痰，二陈为祛痰基础方，加之助化痰。平脉辨证，效如桴鼓。病人服药1剂后即觉咳大减，遂精神大好，继服余药，7剂而3年之顽疾得除。

例 14：阳虚饮泛（哮喘）

信某，女，60岁。

2014年7月12日初诊：哮喘20年，张口抬肩，遇冷空气、雾霾则加重，胸憋著，喘时则头晕、流水样白涕，痰少，腿稍肿，腿沉，乏力，心里烦，右胸胁肋部针刺样疼痛，寐、纳可，平素口苦，口干。血糖12点多，吃药维持血糖可。

脉弦滑，寸旺按之减。舌淡红，苔白腻。

证属：心脾阳虚，痰饮上泛，津液不化。

法宜：温补脾阳，化痰化饮。

方药：小青龙汤加杏仁、厚朴。

细辛 6g	炙甘草 6g	麻黄 7g	厚朴 7g
半夏 12g	干姜 7g	白芍 10g	五味子 8g
桂枝 10g	杏仁 7g		

7剂，水煎服。

7月19日二诊：药后已无水样白涕，腿沉减轻，口苦，口干减轻，咳喘无变化，药后感觉食管处有烧灼感，晨起喘。脉弦滑紧数。舌暗，苔稍腻。上方加石膏18g。

7月25日三诊：喘稍轻，不流涕，痰少，晨起喘甚，得食则减，口苦加重，口干减轻，药后食管处仍有烧灼感，腿无力，入冬晨起易足、腿抽筋，时心烦，便溏易解。脉弦滑数。舌暗。

证属：肝火犯肺致喘。

法宜：清肺肝之火，降肺肝之逆。

方药：黛蛤散合桑丹汤加减。

桑白皮 10g	桑叶 10g	丹皮 12g	旋覆花 15g (包煎)
代赭石 15g (先煎)		青黛 3g (分冲)	海蛤粉 12g (包煎)
郁金 8g	桃仁 10g	龙胆草 10g	苦参 8g

7剂，水煎服。

8月1日四诊：喘较前加重，胸憋闷，仍口苦，口干减，食管后已无烧灼感，仍有心中懊恼，腿无力，便溏易解。脉弦滑数。舌可。上方加栀子10g、香附8g、生蒲黄12g (包煎)、地龙15g。

8月18日五诊：喘减，身较前有力，痰少，口苦减。脉弦滑数寸弱。舌可。

麻黄 7g	细辛 6g	白芍 12g	柴胡 9g
桂枝 12g	干姜 6g	生石膏 18g（先煎）	半夏 10g
五味子 6g	生黄芪 12g		

7剂，水煎服。

按： 弦为阳中之阴脉，滑主痰饮。寸旺按之减者，为阳虚痰饮上犯。舌淡红，苔白腻，为阳虚生痰饮也。症见张口抬肩、胸闷、喘、右胸胁部针刺样疼痛者，皆是痰饮痹郁，胸阳被遏，气机不畅使然。邪扰于心，君主不宁故心里烦。脾主四肢，脾阳虚，水饮泛溢于肌肤，故而腿肿、腿沉。邪水盛一分，真水少一分，阳虚，气化无力，邪水占据上焦清阳之位，津液反不能濡养，故出现口干。小青龙汤温阳散寒蠲饮，因其外无表证，故用麻黄、桂枝激发阳气，麻黄发越阳气，桂枝通阳令阳气振奋通达。细辛启肾气，温阳散寒。干姜配半夏温化寒饮，甘草守中扶正，此三者，培土以治水饮。芍药、五味子护阴，温散而不伤正。加杏仁、厚朴者，降逆气，平喘咳。

二诊，脉转弦滑紧数，寒凝之象未解，故仍宗前方散寒温阳，然增食管灼伤之感，考虑为前药太过温燥，伤阴化火，故加石膏清肺胃之热。三诊脉转为弦滑数，脉变证亦变，弦主肝，滑主痰饮，数主热，故辨证为肝热犯肺，予黛蛤散合桑丹汤，清肝肺之火，加旋覆花、代赭石降逆气。何以前诊加石膏而食管灼热不见也？反思之，该患者一直有口苦的表现，而之前并未着意于此，一直以温阳散寒为主。口苦乃是肝热之象，故后来用了清肝火之品，食管灼热感减，后又服十余剂，口苦之象亦减轻。四诊，喘较前加重，分析之，许是前方清热化痰力度不够，故加栀子清三焦之火，香附为"气中之血药"，疏肝行气而不伤阴，其舌暗，为血瘀之象，故予生蒲黄、地龙活血化瘀通络。五诊，诸症见轻，然寸脉转弱，邪去阳虚之象已现，故仍宗小青龙汤加减治疗，扶正以祛邪。

例 15：寒痰痹阻

赵某，女，80 岁。

2005 年 2 月 28 日初诊：胸憋闷疼痛牵背，一日数发，屡服速效救心丸。发作时两臂筋痛，右手筋痛明显。两下肢冰冷，口干苦。

2004 年 12 月 29 日出院小结：①冠心病、不稳定心型绞痛。ECG：心率快，结早。T：V-2.5 ST 降低 >3mV。②高血压Ⅲ级（极高危）③青光眼术后：服寿比山、博异定、地奥、速效救心丸、倍他乐克等。

脉沉迟滑，右寸弦紧。舌尚可。

证属：寒痰痹阻，寒饮束肺。

法宜：温阳化饮宣肺。

方药：小青龙汤合真武汤加减。

麻黄 5g	干姜 5g	白芍 10g	半夏 9g
桂枝 9g	五味子 4g	杏仁 10g	茯苓 12g
细辛 4g	炮附子 15g (先煎)		白术 10g

3 月 29 日二诊：前方共服 28 剂，白天心绞痛发作减少且轻，手筋痛亦减，夜间胸痛发作如前，可憋醒。晨口干、苦，眼胀。

脉沉而动，两寸旺。舌可。

证属：阴虚阳搏，阳浮于上。

法宜：滋阴潜阳。

方药：三甲复脉汤加减。

制鳖甲 18g (先煎)	山茱萸 18g	元参 15g	草决明 15g

制龟板 18g（先煎）　　干地黄 15g　赤芍 10g　怀牛膝 10g

生龙骨 18g（先煎）　　生牡蛎 18g（先煎）　　白芍 15g

丹皮 10g　　　　　　姜黄 10g　　生石决明 18g（先煎）

五味子 5g　　　　　　蒲黄 10g（包煎）

4月18日三诊：上方共服14剂，症状已消除。血压140/90mmHg。心电图大致正常。因去北京居住，上方加天麻15g、僵蚕12g、枸杞子12g、谷精草12g、白蒺藜12g、菊花7g。10剂为1料，共为细面，早晚各1匙，淡盐汤送下。

按：本例治疗，可分两个阶段：第一阶段温阳化饮，第二阶段滋阴潜阳。

前后迥然相异，何也？理论上，阴阳、表里、寒热、虚实可以相互转化；实践中，八纲证之间也确实可以相互转化，这是中医恒动观决定的。因而，治疗中，必须谨守病机，灵活变化，没有终生服药不变者。

欲谨守病机，把握病情的动态变化，关键在于把握脉象的变化，望闻问切四诊之中，脉象变化最灵敏，常可先于自觉症状变化而改变，此在《伤寒论》《金匮要略》中不胜枚举。如《伤寒论》第4条："脉若静者为不传，脉数急者为传也。"病势的向愈还是恶化、传变，脉为重要判断指标。《金匮要略·血痹虚劳病脉证并治》曰："夫男子平人，脉大为劳，脉极虚亦为劳。"所谓平人，是尚无自觉不适或神、色、声之改变，然已见虚劳之脉，证属虚劳。可见脉象变化之灵敏。故欲谨守病机，当注重脉的变化。

第一阶段脉迟滑而右寸弦紧，迟滑为寒痰内伏；右寸为肺，其弦紧者，乃寒饮束肺，故予温阳化饮宣肺。二诊时，又转为阴虚阳亢，乃少阴阳复后转而热化。若从临床症状来看，仍是胸闷、胸痛、筋痛等症，看不出有什么质的改变，但脉动寸旺，知为阴虚阳搏，阳浮于上，改从滋阴潜阳治之。

动脉，此非指厥厥动摇如豆之动，乃指脉有涌动之感。涌动乃阳脉，乃阴不制阳也。寸旺者，寸为阳位，乃阴不制阳，虚阳升浮于上也。同为寸旺，亦当别其有力无力，有力者，乃上焦实热，治当泻火；无力者，乃虚阳上浮。若阴虚而虚阳上浮者，法当滋阴潜阳；若阴寒内盛格阳者，当引火归原。此案脉动而寸旺，当属阴虚阳亢无疑，故予滋阴潜阳。此即据脉以断。

或问，本为阳虚饮泛而又转为阴虚阳亢，是否温阳太过，致耗伤阴液而阳旺？我认为不排除温阳太过之可能。欲避免治疗中的偏弊，还是要谨守病机，见微知著，把握病势，未雨绸缪，以治未病，先安其未受邪之地。但也有另一种可能，由于阴阳互根互用，又可互损，阳虚者，阴必损。在阳虚阴盛为主阶段，主要表现为阳虚之象，而阴虚之象未露。待阳气已复之后，则阴虚之象方彰显，此时当转而救阴，不可囿于效不更方，而蛮温到底，鲜不膺事者。仲景书中亦不乏此类先例，如脚挛急，用干姜甘草汤温阳，阳复又予芍药甘草汤以复阴，与此案之先阳后阴颇似。总之，不论是哪种原因使病机由阳虚转为阴虚，都要谨守病机，以防偏颇。(《冠心病中医辨治求真》)

例16：阳虚饮泛（高血压）

赵某，女，59岁。

2002年12月13日初诊：胸闷痛及背，憋气，短气，心悸，腰凉，下肢冷，干咳，尿频。ST：V4-5降低，血压150/90mmHg。

脉阳弦阴弱。舌稍暗，苔白薄腻。

证属：阳虚饮泛。

法宜：温阳化饮。

方药：苓桂术甘汤合真武汤加减。

炮附子 18g（先煎）　　桂枝 12g　　炙甘草 7g　　茯苓 15g

制川乌 12g（先煎）　　白芍 10g　　白术 12g　　干姜 5g

2003 年 5 月 13 日二诊：于服至第 3 剂时，即觉背部冰冷减轻，胸闷随之缓解。服至 64 剂时，症状明显减轻，可行走五六里路，心电图已恢复正常。上方先后加活血之丹参、蒲黄，益肾之巴戟天、肉苁蓉、仙灵脾等，共服 105 剂，诸症消失后停药。

按： 仲景论胸痹之脉，为"阳微阴弦，即胸痹而痛"。此案为阳弦阴微，与仲景所言相反，实乃同耳。阳微阴弦者，乃上焦阳虚，下焦阴寒，厥气上逆，痹阻胸阳，即胸痹而痛。本案阴弱，亦下焦阴寒，阳虚不能制水，水饮上泛干于胸阳，故胸痹而痛。弦乃阳中之阴脉，弦为减，弦亦主饮，饮亦阴类，故曰本案之脉与仲景所论者，实乃同耳。

见此等脉象者，真武汤乃必用之方。加干姜者，温振脾阳，培土以制水，乃取肾着汤之法。饮干于上，当以温药和之，非苓桂术甘汤莫属。苓桂术甘汤中含桂枝甘草汤，治发汗过多之心阳虚，症见"其人叉手自冒心，心下悸欲得按"。桂枝甘草辛甘化阳，温振心阳。

肾阳虚惫者，不仅阳虚，肾之精气亦弱，故于温阳之时，加巴戟天、肉苁蓉、仙灵脾等温肾益精之品益佳。山西李可老中医常予肾四味，其法可师。

至于附子用量，殊难划一，很难制定一个量化的标准。我用量大约在 5g ~ 100g 左右，大量应用时，一般都是渐增，当视病情、病人反应及每位医生的把握程度而定。自古以来，擅用附子之名医不乏其人，北京余伯龄先生用附子常以斤论，虽屡起沉疴，但亦有致死而打官司者。用附子，久煎、配伍非常重要，姜、草、蜜皆可减缓毒性。固然，附子可救人危亡，起沉疴，确为良将，非他药可代，但对每个病人来说，最佳用量是多少，要仔细摸索。我临床应诊，大约 70% 的病人用附子，深知附子之卓效，但亦难确定每位病人的最佳用量，也都是在摸着石头过河。有人说中医之秘，秘在用量上，此言不妄，就是一些常用药，也很难确定最佳用量，中医界历来剂量大小悬殊，目前只能以疗效判断，难论短长优劣。(《冠心病中医辨治求真》)

例 17：肾虚饮泛

郝某，女，69 岁。

2001 年 12 月 21 日初诊：咳喘多痰已 20 余年，近两日咳喘加重。不得卧，背部烘热，头亦时热，腰冷，身睏动，如卧舟楫，如地震之摇晃。

脉沉细数无力，右寸弦。舌暗，苔中后部较厚。

证属：肾虚饮泛，虚阳浮越。

法宜：温肾制水，引火归原。

方药：真武汤加减。

| 茯苓 15g | 干姜 7g | 白术 10g | 炮附子 12g (先煎) |
| 山茱萸 15g | 肉桂 5g | 五味子 6g | 生龙骨 18g (先煎) |

生牡蛎 18g (先煎)

2002 年 1 月 25 日二诊：上方共服 32 剂，咳喘已轻，烘热亦减，身瞤除。脉弦缓减。舌略暗，苔薄。方改健脾益肾之剂。

党参 12g　　　茯苓 18g　　　白术 9g　　　橘红 9g

半夏 10g　　　巴戟天 12g　　山萸萸 12g　　生龙骨 18g(先煎)

生牡蛎 18g(先煎)　　　　　　肉桂 4g　　　炮附子 10g(先煎)

10 剂，水煎服。（李老门诊病例）

按： 脉沉细数无力，同于微细之少阴脉。其咳喘痰涌、腰冷，乃肾阳虚惫，水泛为痰，当以真武汤温阳制水。其头热、背热、身动如卧舟楫，皆阳浮动所致。阳何以动？因脉乃阴脉，知此烘热乃阴盛格阳而虚阳浮动，故以肉桂、附子温阳，引火归原，以山萸萸、五味子收敛浮阳。生龙骨、生牡蛎潜阳敛阴以治标。若阴虚不能制阳而阳浮动者，亦可头热、背热、身瞤，脉当细数，法当滋阴潜阳。阴虚可热，阳虚者亦可热，二者之别在于脉沉细数之中，有力无力，以此别之。细数无力者为阳虚；细数力尚可者，则为阴虚。当然，于脉尚不足以分辨时，当进而察舌，阴虚者舌绛，阳虚者舌淡。可是本案舌暗，阳虚血运不畅可暗，阴虚血泣亦可暗，此例从舌不足以辨，可见本案辨证关键就在于脉之有力无力。而且舌象受诸多因素的影响，尤其是在医院输液后舌象已不能反映疾病的本质，故临床还当以脉为准。身瞤动，如地震之摇晃，因阳虚不能温煦筋脉，筋脉绌急而手颤，此亦属虚风。真武汤中本当用芍药，其因有三：一者白芍利尿，《神农本草经》言芍药"利小便"；二者，监附子之刚燥；三者养阴，因邪水盛一分，真水少一分，饮食精微化为水饮，正水必少，故以芍药养阴。然李老在阴寒盛时却不用芍药，原因在于芍药阴柔有碍于温阳。

二诊阳复水潜，诸症转安，继予培脾肾，以固本原。

人体有两个"太阳"——心阳和肾阳，分布于人体上下。

82

生理上，心阳居上，如太阳普照大地一般，温煦中、下焦，正所谓"离照当空，阴霾自散"；肾阳居下，寄于肾阴之中，为一身阳气之根本。两者共同作用，温煦全身脏腑、四肢百骸，以维持人体的正常生理功能。病理上，若心阳不足，不能温煦中、下焦，则"阴霾"自生，为水为寒；若肾阳不足，则下焦阳不制阴，寒水上泛，凌心射肺，损伤心阳。总之，肾阳虚会加重心阳虚，心阳虚亦可导致肾阳虚，如此相互影响，则寒愈盛，阳愈微。临床上可见阳弱（减）阴弦脉、阳弦阴弱（减）脉等。从伴随症状来看，上部心阳受损，心失阳气庇护，空虚无主，可见心中悸动而又喜按。另外，心阳不足，胸中阴寒凝滞，亦可见心胸憋闷不适。肾阳虚，下焦寒凝，可见下焦虚寒之象，如小便不利、腰腿寒凉等。同时，下焦寒水上泛，凌心射肺，亦可见咳喘、心悸、呕逆等。对于心肾阳虚，李老多用真武汤合桂枝甘草汤治疗。桂枝甘草汤由桂枝、甘草组成，桂枝辛甘以补心阳，甘草甘温以滋心液。二药相合，辛甘以化阳，心阳得充，则心悸自安；"离照当空"则心胸阴浊消散，胸痹满闷自减。另外，桂枝甘草温助心阳使心阳充足，心阳充足则可下温肾阳。

例 18：阳虚于上，阴寒于下

张某，男，42 岁。

2012 年 6 月 11 日初诊：尿频，尿痛，尿后痛 3 个月，小便黄。

脉弦缓沉，阳弱阴弦。舌可。

证属：阳虚于上，下焦阴寒。

法宜：温阳散寒。

方药：真武汤合桂枝甘草汤加减。

桂枝 10g 　　茯苓 15g 　　炙甘草 8g 　　炮附子 12g(先煎)

白术 10g 　　白芍 10g 　　生黄芪 12g 　　党参 12g

7 剂，水煎服。

6月18日二诊：尿后痛自昨天减轻，小便黄，牙龈痛，咬东西则加重，排尿次数正常。脉弦缓，沉取阳微阴弦。舌淡嫩伴齿痕，口唇暗。上方改生黄芪 30g。

7月9日三诊：尿痛已去，小便黄，牙酸软，不欲咬东西，性功能低下，他可。脉弦缓，沉取阳微阴弦。舌淡嫩伴齿痕。上方加山茱萸 12g、枸杞子 12g、仙茅 10g、仙灵脾 15g、肉苁蓉 15g。7 剂，水煎服。（李老门诊病例）

按： 脉弦缓沉，阳弱阴弦，乃阳虚阴盛之脉，阳弱乃上焦心阳不足也，弦则主减，故下焦肾阳不足，经脉不得温煦而拘挛为阴弦，心阳虚导致肾阳虚，肾阳虚导致心阳虚，两者相互影响，则阴愈盛，阳愈微。

小便淋痛频数，多从小肠有火或湿热下注论治。然阳虚阴盛，气化不利者，亦可见小便淋痛频数之象。阳虚气化无权，水液不摄，小便数；寒则气不通而痛，尿后痛乃气随津脱，阳气虚之证明也。淋痛属热、属寒当据脉以断。李老善用真武汤合桂枝甘草汤温阳散寒治疗阳虚淋痛。脉缓当有脾虚，故加生黄芪、党参补气健脾。

然阳虚阴盛何以出现小便黄、牙龈痛？此乃阴寒内盛，虚阳外浮之兆，此时不该用苦寒之黄芩、黄连清热，而是应该用大量温阳药温阳散寒，使浮游于外、上之真火下归宅窟，又因三诊时，牙酸软，不欲咬东西，性功能低下，此乃一派肾阳虚的表现，故李老加仙茅、仙灵脾、肉苁蓉温肾壮阳，枸杞子补肝肾，山茱萸振摄固脱。

3. 阴位阴阳两虚

例 1：肝肾不足，虚风内动（帕金森病）

刘某，女，66 岁。

2008 年 7 月 14 日初诊：患者诉右手及双下肢震颤近 10 年，下颌震颤半个月，震颤在肢体处于静止状态时显著，头晕，多于体位变动时发生。既往有高血压病、冠心病、糖尿病病史。

脉弦细，尺减。舌嫩红，苔白驳。

证属：肝肾虚而虚风动。

法宜：补肝肾，息风。

方药：地黄饮子加减。

熟地 15g	山茱萸 15g	麦冬 12g	五味子 6g
远志 9g	茯苓 15g	肉苁蓉 12g	巴戟天 12g
天麻 15g	全蝎 9g	肉桂 5g	炮附子 7g（先煎）
蜈蚣 6 条	制龟板 18g（先煎）		

7 剂，水煎服。

7 月 24 日二诊：症状同上，脉弦细无力，阳稍旺，尺弱。舌同上。上方加生黄芪 30g、僵蚕 15g，改蜈蚣为 12 条。7 剂，水煎服。

8 月 1 日三诊：上方共服 14 剂，患者症状无明显减轻。脉弦尺无力。舌嫩红，苔白少。

证属：脾肾虚，虚风内动。

法宜：补脾肾，息风。

熟地 15g	山茱萸 18g	麦冬 12g	五味子 6g
茯苓 15g	肉苁蓉 12g	巴戟天 12g	肉桂 6g
天麻 15g	僵蚕 15g	炮附子 9g（先煎）	生黄芪 60g
当归 12g	白芍 15g	全蝎 10g	蜈蚣 20 条

7剂，水煎服，日3服。

12月5日四诊：上方渐加生黄芪120g、炮附子15g（先煎），共服药4个月，颤止，他症除。脉弦细无力。舌偏淡。上方继服10剂，以固疗效。

按： 患者主因肢体震颤、头晕而就诊，此患者为老年女性，肾气渐衰，肢体震颤，头晕，初诊脉弦细而尺减，此脉为无力之脉，为肝肾不足之象。肝在体为筋，筋脉须阴血的濡养、阳气的温煦方能功能正常。肝肾阴阳两虚，筋脉失养，虚风内动而出现肢体震颤；肝肾不足，脑失所养而头晕。给予地黄饮子加减。方中熟地滋养肝肾之阴；山茱萸补益肝肾，既能益精，又可助阳；肉苁蓉、巴戟天温壮肾阳，配伍附子、肉桂等温养下元，摄纳浮阳，引火归原；麦冬、五味子滋养肺肾，金水相生，壮水济火；龟板填补精髓，滋阴养血；天麻息风止痉，祛风通络，平抑肝阳；蜈蚣、全蝎等息风；远志、茯苓开窍化痰。诸药合用共奏补益肝肾而息风的作用。

患者三诊、四诊、五诊等出现脉弦尺无力或兼弦细之象，考虑脾肾不足，虚风内动，在原方基础上加用黄芪、党参等药，黄芪用量曾达120g，取得良效，盖黄芪补气之功最优，且能助血上行以养脑髓，并托蜈蚣等直达巅顶而息风。此患者前后就诊15次，肢体震颤、下颌颤、头晕等症状基本缓解。(《平脉辨证经方时方案解》)

例2：虚性哮喘

苗某，男，65岁。

2013年6月24日初诊：咳嗽、气喘伴咳痰、气短20余年，每到冬季加重。现痰色白、质黏，有泡沫，难以咳出，口苦，饮水多，食欲不振，睡眠可，二便无明显异常。

脉弦，按之阳弱尺弦急。舌淡红。

证属：肺脾虚，肾水亏。

法宜：补脾肺，滋肾水。

方药：金水六君煎加减。

熟地 18g	麦冬 15g	党参 12g	升麻 6g
山茱萸 18g	生黄芪 12g	紫菀 15g	制龟板 30g(先煎)
五味子 6g	白术 10g		

14 剂，水煎服。另蛤蚧 4 对，轧细粉，每日 1 次，每次 2g。

9 月 3 日二诊：患者服用上药后咳喘、咳痰明显好转，纳食可。脉弦按之阳弱尺弦。舌淡苔白。上方加知母 6g、黄柏 6g。14 剂，水煎服。（李老门诊病例）

按：弦，为阳中之阴脉。按之阳弱尺弦急，阳弱且伴有咳喘、咳痰、气短者乃肺气虚衰也；食欲不振者为脾虚也；尺弦急者，肾水亏虚也。方仿金水六君煎。景岳创金水六君煎者，主治肺肾虚寒，水泛为痰或年迈阴虚，血气不足，外受风寒，咳嗽恶呕，多痰喘急之症。其主要病机：一是肺肾阴虚，血气不足，痰湿内阻；二是肾阴不足，水泛为痰。肾阴不足，水不涵木，肝木夹痰上泛。用熟地滋肾之精血，麦冬滋肺胃之阴，两者相配，有金水相生之意。山茱萸、龟板滋肝肾之阴，滋水涵木也。五味子敛肺气治喘，紫菀降肺化痰。党参、黄芪、白术者补脾肺气也，升麻入脾升清阳，治理生痰之源也。全方补气滋阴，金水相生，燥湿祛痰，肺治节得行，升降出入之机方复，故见效也。

例3：阳虚于上，阴虚于下

谷某，男，65岁。

2014年1月4日初诊：大便干如球，无便意，全身牛皮癣，痒甚，双手、双足干裂，双手带橡胶手套以缓不适。足冷，小便可。

脉弦细劲，按之阳减两尺如刃。舌淡苔白。

证属：气虚于上，肾阴亏虚。

法宜：滋阴温阳化气。

方药：理阴煎加减。

熟地黄50g	干姜10g	肉桂6g	当归15g
炙甘草9g	山茱萸18g		

3剂，水煎服。

1月8日二诊：药后大便得下，稍干。昨日大便畅下尺余。癣仍痒甚。脉右同上，左尺浮弦。舌同上。上方加生黄芪15g、五味子7g。4剂，水煎服。

1月12日三诊：大便可，近两日大便稍干硬。脚已不冷。上肢牛皮癣开始脱落，底色由红转浅变成正常肤色。痒如前。脉右阳减尺刃，左弦细劲，尺浮弦。舌淡红少苔。上方加生白芍30g。4剂，水煎服。

1月16日四诊：癣好转，痒减半。足癣已愈。大便尚可，偶干。每日1行，只有1次两日1行。脉阳减阴弦，右刃象除，左尺浮弦。舌可。上方加减60多剂，现痒未作。肩背部癣已脱，腰背部癣亦落，完全进入消退期，目仍不适。（李老门诊病例）

按： 本案中病人脉弦细劲，按之阳减，尺如刃。《素问·玉机真脏论》曰："真肝脉至，中外急，如循刀刃，责责然，如按琴瑟弦。"脉弦劲不柔，失冲和之象，乃胃气已衰败，是阴虚失柔之脉。沉取阳脉减则上焦阳气虚，尺如刀是肾阴亏及根。大便干如球，全身牛皮癣，是内有"燥结"致大便干，外有"燥结"致干癣，内外一身燥象。无便意乃是阳气虚无力推动，痒甚是阴虚不能濡润肌表之燥而化风做痒。"阳化气，阴成形"，现在上焦阳气虚不能气化温煦濡养上焦，故出现双手双足干裂，双手带橡胶手套以缓不适的症状。下焦肾阴亏及根，阴液严重不足，故肺无津液以宣发肃降，所以出现全身的燥象，大便干，全身牛皮癣。平脉辨证，此案是阴虚，阳不足，津液不能气化，本是化源不足，只需温补为宜。故选方用理阴煎，方中熟地50g意在大补真阴滋肾水，当归用以补血。熟地滋腻，而当归为血中气药，二药相伍，则熟地滋而不腻，当归则养血而不助热，相得益彰，大补阴血以治本。干姜温脾阳，使化源不竭；肉桂壮命火，使阳生阴长，且引火归原。甘草则既可培中，又可调和诸药。加山茱萸以补肝肾。

二诊得效后，左尺脉浮弦，故加入五味子以收敛其真气，阳脉有不足之象，故又合入黄芪以补脾气。三诊左脉有劲象，此劲乃是阴血亏虚而致脉失和柔，故上方中又取芍药甘草汤之意加白芍以缓其急。

例4：气虚肾亏（肺结核）

杨某，男，56岁。

2014年4月14日初诊：现头晕欲仆，天旋地转，乏力，咳嗽吐痰。2012年查出患有肺结核，2014年4月11日CT示两肺感染，两侧轻度支气管扩张，纵隔右肺门有钙化斑。

脉弦略细数，沉取阳减尺弦。舌可。

证属：气虚肾亏。

法宜：益气滋肾。

方药：补中益气汤合理阴煎加减。

生黄芪 12g	党参 12g	白术 9g	茯苓 15g
炙甘草 8g	川芎 8g	当归 12g	柴胡 8g
升麻 6g	熟地 30g	山茱萸 15g	肉桂 5g

7剂，水煎服。

4月21日二诊：患者上述症状均改善，偶有头晕。脉舌同上。上方加天麻15g。7剂，水煎服。

按：脉诊当以沉取为本，以沉取为根，脉沉取阳减尺弦，"阳"是指寸、关脉，"阳减"为上焦阳气不足之意，气虚清阳不升，脑窍失养，故头晕欲仆，用补中益气汤，方中生黄芪、党参补气，茯苓、白术健脾，柴胡、升麻用以升清阳；尺弦为肾亏，子盗母气兼脾肺气虚之土不生金，故咳嗽吐痰，以黄芪、党参补肺脾之气，加肉桂取补火生土之意，理阴煎滋养肾阴以治疗咳嗽。二诊时症状减轻，说明药已对证，继服上方，因头晕加天麻以治标。

例5：阴虚外感

刘某，男，38岁。

2011年1月28日初诊：发热微恶寒2日，体温在39℃±，服退热药后缓。周身酸痛，纳呆，偶咳痰少。

脉浮弦数，沉取寸弱尺躁动。舌红苔白。

证属：肺气虚，水亏相火动。

法宜：温补真阴，益肺气。

方药：理阴煎加黄芪。

熟地 50g　　山茱萸 30g　　当归 12g　　肉桂 4g

炮姜 4g　　　生黄芪 12g

2 剂，水煎服，日 3 服。

1 月 29 日二诊：药后汗出，今晨体温 37.2℃，未服退热药。未见腹胀。脉浮弦数按之无力，尺躁动已轻。舌偏暗，苔灰厚。

熟地 30g　　山茱萸 20g　　当归 12g　　肉桂 4g

炮姜 4g　　　生黄芪 12g　　党参 12g　　白术 10g

茯苓 15g

2 剂，水煎服，日 3 服。

2 月 19 日三诊：春节假后来诊，上药服后汗出热退。

按： 患者年方 38 岁，并非年老久病之人，且寒热仅两日，原非重症，仅寻常感冒发烧而已，何以初诊即取理阴煎，大剂温补真阴，熟地竟用至 50g，不虑其恋邪滋腻乎？虽非重症，然脉见寸弱而尺躁动。寸弱乃上焦气虚；尺躁动乃肾水亏，相火妄动之象。水既亏，重用熟地、山茱萸，补真阴且敛浮火；加炮姜、肉桂者，取阳生阴长之意；寸弱乃脾肺气虚，佐黄芪益脾肺之气。此温补真阴以托散表邪之法，补仲景之未逮。(《平脉辨证经方时方案解》)

例 6：长期发热

殷某，男，12 岁。

2011 年 4 月 29 日初诊：反复发热 1 个月余，伴腹胀、腹痛，体温高时达 40.3℃。脐周疼痛，恶心，呕吐，四肢酸痛，恶寒。曾于河北省第二人民医院、河北省人民医院等住院。查抗链 O<200，伤寒 H、O (－)，副伤寒甲 (－)，副伤寒乙 1∶80，斑疹伤寒 (－)，血常规、血沉、胸片 (－)，彩超示腹部淋巴结

大，肺支原体抗体（﹣），SAT（﹣），巨细胞病毒 DNA<200，一直无明确诊断。曾静点头孢类、阿奇霉素等，已花数万元未愈，仍有反复高热、腹痛、腹胀、呕吐、便秘。

脉弦数，沉取阳弱尺旺。舌可。

证属：气虚于上，相火妄动于下。

法宜：益气升阳，滋阴降火。

方药：补中益气汤合理阴煎加减。

生黄芪 10g	党参 10g	白术 8g	当归 15g
柴胡 8g	升麻 5g	熟地 30g	干姜 5g
肉桂 4g	山茱萸 15g	肉苁蓉 15g	

5月14日二诊：上方加减，共服14剂，体温恢复正常，腹痛、腹胀、呕吐、便秘等症均除，脉亦和缓。舌可。再服上方7剂，以固疗效。随访1个月，未再出现发热等症。

按：补中益气汤乃东垣名方，治饮食劳倦，内伤元气，虚热内生，状类伤寒者。遵《内经》"劳者温之""损者益之"之旨，以甘温之补中益气汤，健脾益气以制阴火。

理阴煎出自《景岳全书》，曰"此方通治真阴虚弱，胀满呕哕，痰饮恶心，吐泻腹痛，妇人经迟血滞等证。又凡真阴不足，或素多劳倦之辈，因而忽感寒邪，不能解散，或发热，或头身疼痛，或面赤舌焦，或虽渴而不喜冷饮，或背心肢体畏寒，但脉见无力者，悉属假热之证。若用寒凉攻之必死，宜速用此汤，然后加减以温补阴分，托散表邪，速进数服，使阴气渐充，则汗从阴达，而寒邪不攻自散，此最切于时用者也，神效不可尽述。"

本案阳脉弱，乃脾肺气虚，故以补中益气汤补之；尺脉旺，乃相火动，故予理阴煎温补真阴。药后寒热、腹胀痛、恶心、呕吐均除。

初用理阴煎时，虽知阴虚外感当滋阴解表，惯用加减葳蕤汤等方，而理阴煎重用熟地三五七钱或一二两，恐恋邪且窒碍气机，多年来，从不敢用。后因见外感寒热而尺脉旺者，此为水亏相火旺，试用此方，果然见效。使用渐多，心里有点底了，也就敢用了。我使用此方所把握的指征，主要是尺脉旺。若尺脉动数有力者，取大补阴丸，不用干姜肉桂，而用知母、黄柏、龟板；若尺旺按之偏虚者，用此方；若尺旺而阳脉弦劲化风者，与三甲复脉汤合用；若尺细数或动数而寸大者，取玉女煎，皆以脉为凭，灵活化裁。《平脉辨证经方时方案解》)

例 7：气虚水亏高热

潘某，女，56 岁，石家庄新乐人。

2013 年 11 月 4 日初诊：高烧 37℃～42℃波动，用抗生素后起皮疹，持续 1 个月，颈部淋巴结肿大，在省二院住院 17 天，皮疹痒，夜寐差，稍头晕，口苦。先寒战，亦战，持续 1 个小时，即高热 3 小时，每日反复两三次。

脉弦濡，两尺弦细劲，左尺略刃。舌嫩红绛裂纹无苔。

证属：气虚水亏。

法宜：益气滋阴。

方药：理阴煎合补中益气汤加减。

| 熟地 40g | 肉桂 6g | 炮姜 6g | 当归 12g |
| 山茱萸 30g | 党参 15g | 生黄芪 15g | 升麻 8g |

6 剂，水煎服，日 3 服。

11 月 8 日二诊：服药后未发热，身上痒减轻，红点减少，稍头晕，口不苦，汗出身凉。脉弦细略濡，尺弦细，已和缓，刃象除。舌嫩红，有绛裂，无苔。上方 6 剂，水煎服，日 3 服。

11 月 11 日三诊：未发热，身痒稍减，头晕怕风。脉弦减，右尺弦细。舌嫩红，有裂纹，无苔。

证属：气阴两虚。

法宜：调和营卫。

方药：黄芪桂枝五物汤加减。

生黄芪 15g　　炙甘草 7g　　桂枝 10g　　　大枣 7 枚

白芍 10g　　生姜 7 片

上方 7 剂，水煎服。（李老门诊病例）

按： 脉濡为脾虚，弦为肝木见于土位，肝木克脾土也。脾虚不能伏火，阴火上冲而为高烧；火泛于肌表则起皮疹；脾虚湿阻，阴阳不交则失眠。故用补中益气汤，补气健脾。两尺弦细劲，左尺略刃，此乃真阴不足经脉失养，欲成真脏脉，故用理阴煎温补收敛真阴，临床上李老善用大剂量山茱萸固脱。甘温补益中气以退虚热，滋肾水以平相火，气阴足则高热退。

三诊脉弦减，可诊为虚，身痒乃不能温煦濡养也，故用黄芪桂枝五物汤补气养血，调和营卫。故方取黄芪建中，调阴阳、益营卫而补虚。李老临床善于大量用黄芪治气虚之风动，然必脉有虚象者始宜，实肝风及阴虚阳亢，本虚标实之风，则非所宜。

例 8：肾虚阳浮（高血压）

赵某，男，60 岁。

2005 年 4 月 26 日初诊：头晕耳鸣，鼻中如火，盗汗如洗，腰痛，足冷如冰，下肢肿（＋＋），手如针刺，寐差，纳可。即刻血压 214/126mmHg，服多种西药。

脉弦数而涌，两尺沉弦细急。舌淡暗，面色红暗。

证属：肾虚阳浮。

法宜：补肾敛阳，引火归原。

方药：地黄饮子合三甲复脉汤加减。

生龙骨 30g (先煎)　　　　生牡蛎 30g (先煎)

制鳖甲 30g (先煎)　　　　败龟板 30g (先煎)

怀牛膝 15g　　石斛 15g　　麦冬 15g　　干地黄 15g

五味子 6g　　山茱萸 30g　　肉苁蓉 12g　　巴戟天 12g

石菖蒲 7g　　远志 9g　　茯苓 15g　　肉桂 6g

炮附子 6g (先煎)

嘱停全部西药。

7月8日二诊：上方加减，共服62剂。头木，目昏花，腰时痛，牙龈肿，刷牙时出血，耳鸣，他症除。血压110/65mmHg。脉弦滑数，尚有涌动之势。舌可。上方加白芍18g、磁石18g (先煎)。继服28剂，血压稳定于120/80mmHg，停药。

按：脉弦数而涌，乃阳亢之脉。阳何以亢？从阳求阴，乃阴虚不制也。阳浮于上，则头晕耳鸣、盗汗如洗、鼻中如火。尺沉弦细急，乃肾亏于下，致腰痛、足冷、下肢肿，呈上热下寒之势。阳既已浮，予三甲复脉汤滋潜之；肾既已亏，宗河间地黄饮子益肾。用肉桂、附子者，一可阳生阴长，化源不竭；一可引浮游之火下归宅窟，火归水中，水生木，阳潜风宁。（《中医临证一得集》）

例9：肾虚格阳

钱国宾治榆林张参戎，体伟力大，素善骑射，壮时纵欲，腰胯如折，其脉寸关浮大，两尺若有若无，不可以揿，非人扶不起，已三年，筋骨皆冷，以六味丸加河车膏、龟鹿胶、参、归、桂、附，补其真元肾命，年余方能步，又五年卒。(《续名医类案》)

按： 脉寸关浮大，两尺若有若无。脉症相参可知，尺微为肾阴阳两虚之象；肾阴阳两虚，水亏而不能藏火，火衰亦不安伏于下，故虚火上浮，而见寸关浮大。"腰者肾之府"，命门水亏火衰，故见腰胯如折，不可以揿，筋骨皆冷。而患者平素纵欲无度，亦为耗阴伤阳之病因也。故以六味丸等壮水滋阴，治水亏；以河车膏、龟鹿胶等益火之源，治火衰；加肉桂引火归原，敛浮阳。肾水足，肾阳充，龙火归原，病乃得愈。

例 10：肾虚夹痰生风

李某，男，36 岁。

2007 年 10 月 19 日初诊：头懵，腿软无力，面色少华。

脉弦滑，右寸旺尺弦数。舌可苔白。

证属：肾虚夹痰生风。

法宜：益肾化痰息风。

破故纸 6g	肉苁蓉 15g	菟丝子 15g	怀牛膝 12g
巴戟天 12g	熟地 15g	山萸萸 15g	半夏 12g
茯苓 15g	天麻 15g	生龙骨 18g (先煎)	生牡蛎 18g (先煎)
生龟板 18g (先煎)			

7 剂，水煎服。

10 月 26 日二诊：舌脉同上。腿无力，头懵减，他可。上方 7 剂，水煎服。

12 月 14 日三诊：脉弦略减，舌尚可。上方连服 1 个月，症除，有痰。予逍遥丸1盒。

按：李老看病，首重脉诊。于此案可见一斑。病人主诉仅是头懵，腿软，并无其他不适。在这种情况下，惟能依靠脉。

脉左弦滑，是痰饮为病。李老临床时，此弦滑脉亦多主痰。诊其右脉，右寸旺而尺弦细，但沉取之却软而无力。无力者，阳气虚也。寸为阳，尺为阴，寸虽旺却按之无力，乃是虚阳浮越之表现。尺弦细无力，面色少华，主肾阴、阳两虚。

故得出其基本病机乃是肾亏，虚阳夹痰，浮越于上，再有水不涵木，而风木上亢蒙蔽清窍。法当标本兼顾，由于肾亏为本，方中已有大量补肾之品，以补其虚。但因为肾阴阳俱虚，所以补肾之品当阴阳双补。故李老取三甲复脉汤合地黄饮子，破故纸、肉苁蓉、菟丝子、巴戟天温肾壮阳，填补肾精；熟地主以滋阴，合补肾阳之品有水中生火之意；阴阳皆虚，恐有欲脱之虑，故加山茱萸以敛之，张锡纯曰："人之元气将脱者，恒因肝脏疏泄太过，重用萸肉以收敛之，则其疏泄之机关使之顿停，即元气可以不脱。"用山茱萸固脱乃李老常用之法。

虚阳与风木浮于上，当用生龙骨、生牡蛎、龟板潜镇息风。怀牛膝可引血下行。用之，一则补肾，二则也可息风于上。肾虚，不能蒸化水液。水液聚而化痰，痰乃为标，故用茯苓、半夏以化痰。风引痰厥，故用半夏、天麻治风痰证。全方主次有序，标本兼治。服用7剂后，果效。后有效不更方。诸症基本痊愈，惟留一痰证。万病以脉为宗，脉弦略减，弦主气滞，减主虚，当补虚行气，治用逍遥丸。

例11：肾虚，痰饮上攻

王某，女，72岁，石家庄市人。

2013年11月8日初诊：心下悸，几秒即过，不上冲，无胸闷，气短，已有两天，共发作两次，既往心律失常病史多年（具体病种不详），经李老治疗已无症状，近两日又作，故来诊。现在眼干、鼻干不畅，耳鸣如蝉，胃中堵，嗳气，偶烧心，无反酸，夜多梦，左膝酸，有冒风感，活动则痛，腰痛，有腰椎滑脱病史多年。

脉沉迟细微，右寸滑数。舌可。

证属：阳虚，寒饮夹痰上攻。

法宜：温阳散寒，化痰饮。

方药：真武汤加减。

白芍 8g	炒白术 10g	茯苓 15g	炮附子 15g（先煎）
肉桂 7g	干姜 8g	清半夏 10g	仙茅 10g
仙灵脾 10g	山茱萸 18g	生龙骨 30g（先煎）	生牡蛎 30g（先煎）

7剂，水煎服。

11月16日二诊：药后已无心下悸、胃中堵，嗳气、眼干、鼻干均无，膝酸腰痛，耳鸣减轻，补述右手拇指关节就诊前疼痛未缓解，查类风湿因子阳性。脉舌同上。上方加炒杜仲 15g、川断 18g。7剂，水煎服。

2014年1月24日三诊：诸症减，心悸偶作，双腿痛，左盛且酸，咽堵。脉沉弦无力，右寸如豆。舌可。上方加黄连 8g、蒲黄 12g（包煎）、五灵脂 12g（包煎）。

10剂，水煎服。（李老门诊病例）

按：沉迟细微，乃阴阳两虚之脉，肾主骨，生髓，开窍于耳，由左膝酸、冒风感、活动则痛、腰痛、耳鸣如蝉，可以诊断出病位在肾；肾阳虚不能气化，水饮上犯，凌于心则发为悸，夜多梦，攻于胃则胃中堵，嗳气，偶烧心，在脉则为寸滑数。

脉何以现数？乃肾阴阳两虚，虚阳浮越于上，越虚越数，越数越虚，故有眼干、鼻干不畅。李老加生龙骨、生牡蛎滋阴潜阳，使浮游之虚阳下归宅窟，合山茱萸固摄镇脱。半夏燥湿化痰，交通阴阳，取半夏秫米汤之意。因阳虚较重，故加仙茅和仙灵脾温肾壮阳。二诊诸症减，然右手拇指关节就诊前疼痛未缓解，加杜仲、川断补肝肾，强筋骨。三诊右寸如豆，李老加黄连，取交泰丸之意。心肾不交，言水亏火旺者多，言心火旺而命火衰者鲜。心火旺者上热也，命火衰者下寒也，亦可心肾不交，交泰丸清上温下，黄连清心火，肉桂温肾阳蒸腾肾水以上济于心。李老加失笑散，是对于胃病久不愈者，存活血化瘀之意。

例 12：阴盛格阳

孙某，男，57 岁，工程师。

1985 年 5 月 13 日初诊：肝癌术后，胁部留一引流管，终日流黄绿色液体，云绿脓杆菌感染，高热 39℃～40℃，持续 1 月不退，已用多种进口抗生素，高热不减。人已瘦弱不堪，备受折磨，痛不欲生，遂请中医诊治。

脉阳大按之虚，尺脉沉细拘紧而涩。舌可。

证属：阴盛格阳。

法宜：引火归原。

方药：桂附八味丸加减。

肉桂 6g	熟地 12g	山茱萸 12g	炮附子 12g (先煎)
山药 12g	泽泻 10g	丹皮 10g	茯苓 12g

上方共服 6 剂，热退身凉，阳脉敛而阴脉复。

按：阴盛格阳者，赵献可《医贯》称龙雷火动，此火得湿则燔，遇水则燔。每当浓云骤雨之时，火焰愈炽。不可水灭，不可直折，当引火归原，惟八味丸可予，肉桂、附子与相火同气，直入肾水，据其宅窟而招之，同气相求，相火安得不引之而归原。

龙雷火动之真寒假热证，其脉之特点为阳脉大而尺脉沉细。此种阳强阴弱之脉，可见于以下情况：

一是心火旺而肾水亏，水亏不能上济心火，心火独亢而不下交，呈现水火不济、心肾不交。其阳脉之大也，必按之有力；其尺脉之细也，按之必细数。治之当泻南补北，代表方为黄连阿胶鸡子黄汤。

一是阴虚不能制阳，阳浮而大按之虚，其阴脉当细数躁急。治当滋阴潜阳，方如三甲复脉汤之类。

一是阴盛格阳，由于阳气虚衰，阴寒内盛，虚阳浮越于外，成为格阳、戴阳。尺脉当沉细无力，或沉细拘紧无力；阳脉浮大按之虚。治当引火归原，使浮游于外之阳得以下归宅窟。方如白通汤、白通加猪胆汁汤、桂附八味丸之类。

此三者脉象，皆阳旺而阴弱，然病机、治则迥异，差之毫厘，谬之千里。若脉象难以遽断，当进而察舌。水亏火旺者，舌红而坚敛苍老；阴虚阳浮者，舌当嫩而光绛无苔；阴盛格阳者，舌当淡嫩而润，或淡嫩而黯。（《相濡医集》）

例13：脱症

尹某，女，67岁。

1977年5月12日患心肌梗死并心源性休克，心电图示后侧壁广泛心肌梗死，经西医全力抢救3日，血压仍在20～40/0～20mmHg之间。为保证液体及药物输入的静脉通路，两侧踝静脉先后剖开，均有血栓形成而且粘连。因静脉给药困难，抢救难以继续，仅间断肌注中枢兴奋剂，家属亦觉无望，亲人齐聚，寿衣备于床头，以待时日。此时请中医会诊：病者喘促气难接续，倚被端坐，张口抬肩，大汗淋漓，头面如洗，面赤如妆浮艳无根，阳脉虚大而尺欲绝，舌光绛无苔且干敛，此乃阴竭于下阳越于上。急用山茱萸45g，捡净核，浓煎频服。下午3点开始进药，当日晚9点，血压升至90/40mmHg，喘势见敛。连续两日，共进山茱萸150g，阳脉见敛，尺脉略复，喘促大减，血压110/70mmHg。至第5日，两关脉转弦劲而数，并发胸水、心包积液，胸脘疼痛憋气，改用瓜蒌薤白汤加丹参、赤芍、白芍，化瘀宣痹。至第8日拍胸片，诊为心包积液并胸水。两寸脉弦，中医诊为饮邪犯肺，上方加葶苈子10g、大枣7枚。1剂胸中豁然，再剂症消。后用养阴佐以化瘀之品，调理月余，病情平稳。两踝剖开处溃烂，骨膜暴露，转外科治疗4个月方愈。出院时心电图仅留有病理性Q波。

按：脱症乃真气虚极而脱越于外，乃危笃之症。张锡纯认为："凡人元气之脱，皆脱在肝"，"因人虚极者，其肝风必先动。肝风动，即元气欲脱之兆也。"症多表现为大汗不止，寒热往来，甚则目睛上窜，怔忡，或气短不足以吸，或兼喘促，脉微细或欲绝等。对脱症的治疗，张氏主张从肝论治，运用酸敛补肝之法，重用山茱萸，肝虚极而元气将脱者，服之最效。张氏曰："人之元气将脱者，恒因肝脏疏泄太过，重用萸肉以收敛之，则其疏泄之机关使之顿停，即元气可以不脱，此愚从临床实验而得，知山萸肉救脱之力十倍于参芪也。"肝主脱，是张氏首倡，也是张氏对中医理论的发展。于《医学衷中参西录》一书中，附列大量山茱萸救脱的验例，对我颇有启迪。临床按张氏理论，用山茱萸救脱，确有卓效。（《冠心病中医辨治求真》）

（二）阴脉实影响阳脉变化

1.气机闭阻致阳脉弱

例1：肝郁清阳不升

王某，女，50岁。

2013年11月25日初诊：每年天冷即咽痒咳嗽，后背一凉即咳，纳寐可，便干，4～7天一行。

脉阳弱略弦滑，寸沉无力。舌可。

证属：肝郁清阳不升。

法宜：升发清阳。

方药：逍遥散加减。

柴胡 9g	茯苓 15g	炙甘草 8g	当归 12g
白术 10g	升麻 7g	白芍 12g	生黄芪 12g
紫菀 15g			

7剂，水煎服。

12月2日二诊：脉弱，尺略滑。舌可。咳减90%，背已不怕凉，便仍干，2～3日一行，略感疲惫。

上方7剂，水煎服。（李老门诊病例）

按：本案患者以咳为主症，从病位来讲，《素问·咳论》云："五脏六腑皆令人咳，非独肺也。"从病因上来讲，亦是外感内伤皆令人咳。详析本案，"冷"是最为明显的诱因，便干也可因寒闭。若审因论治，该是按照风寒犯肺，选用麻黄、青龙类方。然据李老"平脉辨证"思辨体系之审证论治，要观其脉证，随证治之。病人脉弱多因气血虚弱。脉之略滑是痰阻所致。寸沉无力是清阳不升之象。是何种病机导致了气弱、痰阻、清阳不升？

因咽痒而咳，痒为风症，"风气通于肝"，同时，脉弦为肝气之象，可知，肝气郁阻，升清之力弱而咳。肝肺互相影响之病理常谓"木火刑金"，即肝火犯肺。却少有论述肝之其他病理导致肺病。如肝气疏泄太过，可以导致肺气上逆而咳喘，则脉弦；如肝血不足，肝失所养，气机郁滞，可令肝郁，肺宣发力弱。

本案乃因肝郁而致咳。肝郁，津液不布亦是导致便干、多日一行的病机。故立法为"疏肝升清，兼以止咳"。方以逍遥散为主合益气升清、止咳之品。柴胡、升麻均是风药，升发肝气，黄芪、茯苓、白术、甘草补益脾胃，扶助正气，亦是培土以生金之意。当归、芍药养肝血，益肝阳，"补肝体以助肝用"。佐以紫菀宣肺化痰止咳。药后肝气得疏，津液阳气得布，故咳止，背暖。诚见"平脉辨证"圆机活法之妙。

例2：痰阻清阳不升

耿某，男，32岁。

2011年5月6日初诊：心下微满，不知饥十余天。寐安便可，略头懵。

脉弦滑，寸略沉。舌可。

证属：痰阻，清阳不升。

法宜：健脾化痰升清。

方药：升阳益胃汤加减。

生黄芪12g	党参12g	白术10g	茯苓15g
半夏12g	陈皮6g	焦三仙(各)10g	防风7g
羌活5g	柴胡7g		

7剂，水煎服。

5月23日二诊：药后症除，因故停药，上症又作，坐车易头晕，恶心。脉弦滑减，寸沉。舌红，苔白。上方 7 剂，继服。

6 月 3 日三诊：症除。脉弦滑减，寸沉，右尺弦。舌红，苔根白。上方加炮附子 12g（先煎），7 剂继服。（李老门诊病例）

按：初诊时，患者脉弦滑，寸略沉。脉症相参可知，弦滑为痰饮阻滞；中焦痰阻，清阳不升，上焦失养，则见寸脉沉。痰阻于中，故见心下微满，不知饥饿；清阳不升，故见头懵。故以党参、白术等健脾益气；以半夏、陈皮等燥湿化痰；以生黄芪、防风等升举清阳；焦三仙消食导滞，降胃以助脾升。二诊、三诊时，症状明显减轻，但脉证未变，故原方稍作加减继服。

在临床中，疾病久治无效是否须要换方？疾病减轻是否继用原方？这两个问题一直困扰着众多医者。然李老平脉辨证，认为脉变则方变，脉静则方守，拨云见日，为中医辨证开辟了一条新思路。

例 3：痰热痹阻胸阳（冠心病）

王某，男，60 岁。

2006 年 3 月 11 日初诊：胸闷胸痛，憋气，喜太息。口干，饮水反干，小便不利。诊为冠心病、心绞痛，前列腺肥大术后。心电图：T：Ⅰ、$V_{4\sim6}$ 倒置。ST：Ⅱ、Ⅲ、$V_{4\sim6}$ 降低。

脉滑略大，两寸沉无力。舌可。

证属：痰热内蕴，胸阳不振。

法宜：清化痰热，温振胸阳。

方药：附子泻心汤合瓜蒌薤白桂枝汤加减。

桂枝 12g	枳实 9g	黄芩 9g	炮附子 15g（先煎）
瓜蒌 18g	黄连 9g	薤白 12g	蒲黄 10g（包煎）

4月15日二诊：上方加减，共服32剂，症状著减，偶感胸闷，太息，胸已不痛，口干除。ECG：倒置的T波已直立，尚低，下降的ST已恢复正常。脉转弦缓寸沉。舌可。

证属：痰热已除，阳虚未复。

法宜：温振心阳。

方药：小青龙汤加减。

麻黄6g　　桂枝10g　　　干姜5g　　　细辛5g

半夏10g　　炙甘草7g　　五味子5g　　炮附子12g_(先煎)

生蒲黄12g_(包煎)

5月27日三诊：上方加减共服42剂，症状消除，心电图恢复正常，又继服一个半月，病情稳定，脉缓，寸已起，停止服药。

按： 初诊何以诊为胸阳不振，痰热内蕴？因脉滑数，故诊为痰热内蕴。寸脉沉者，寸为阳位，乃清阳所居。若寸沉按之有力者，为邪气闭郁，阳郁不通，不能鼓搏于脉而脉沉。若寸沉无力者，为上焦阳虚，无力鼓搏而脉沉。此案寸沉无力，以附子温振少阴之阳，黄芩、黄连清热，成寒热并用之剂。合瓜蒌薤白桂枝汤者，豁痰通阳，二方相合，颇符病机。

口干饮水反渴者，因痰热蕴阻，津液不布而口干；饮水反渴者，因痰饮停蓄中焦，饮入之水不能化为津液，反助痰饮之势，痰饮越盛，则津愈不化，此聚水以从其类，口反更渴。

再诊，脉缓，知痰热已除；寸仍沉无力者，为胸阳未复，故改用小青龙汤加附子，方中附子、干姜、桂桂皆温通胸阳之品，方中麻黄、细辛，鼓荡阳气之运行，故方义为温阳化饮解阴凝，终获全功。（《冠心病中医辨证求真》）

例 4：湿热阻滞，清阳不升

卢某，男，18 岁。

2013 年 5 月 20 日初诊：头晕，恶心，偶发热，37℃～38℃，晨起身体重，已 3 年。

脉沉濡数，两寸减。舌红，苔白。

证属：湿热中阻，清阳不升。

法宜：清热利湿，升举清阳。

方药：甘露消毒丹加减。

白蔻仁 6g	茵陈 9g	川木通 7g	黄芩 7g
薄荷 5g (后下)	藿香 7g	石菖蒲 9g	连翘 9g
滑石 12g (包煎)	茯苓 15g	半夏 10g	羌活 8g
防风 8g	川芎 8g	天麻 15g	

7 剂，水煎服。

5 月 28 日二诊：头晕、恶心感减轻，上方继服。（李老门诊病例）

按： 脉濡数，诊为湿热蕴阻；胃为湿热壅塞而上逆故呕吐；脾主升清，脾胃被湿热所困，清阳不升，故两寸减；清阳不升，邪踞空窍而头晕；湿阻气机，易致气郁化火而发热；脾主肌肉，中焦湿热浸淫肌肉则身重。故用甘露消毒丹清热化湿。

半夏辛燥，适于痰湿蕴阻而胃不和，斡旋失司，故用半夏燥湿化痰，交通阴阳。茯苓健脾渗湿。湿热可阻滞气血运行，故川芎亦取活血行气之意。湿蕴体内，可用风以散之，故羌活燥湿，防风助木疏土以祛湿，同时可引清阳上升，寸脉则浮起。头晕提示有风动之象，故加防风、天麻。天麻甘润，内风外风皆可用之，效行于头部。然应注意：上升之风药，若非清阳不足而是阳亢化风、阴虚风动或精亏血少导致的头目晕眩等，用之则伤阴更甚。

例 5：热盛阻遏清阳

杨某，男，42 岁。

2002 年 10 月 18 日初诊：头痛 20 余年，反复发作，发作时痛欲撞墙，伴呕吐，目痛，寐差。现已发作半月，服药未效。

脉弦滑数稍大，两寸沉。舌尚可。

证属：热盛阻遏清阳。

法宜：清热升清。

方药：泻青丸加减。

龙胆草 6g	栀子 12g	大黄 5g (后下)	黄芩 10g
黄连 10g	川芎 8g	防风 8g	羌活 8g
僵蚕 12g	蔓荆子 12g		

10 月 29 日二诊：上方共服 10 剂，头痛止，他症亦除。脉滑已不大，两寸脉已起。上方减量，继予 7 剂。

12 月 16 日三诊：相隔一个半月，因寐差来诊，称其头痛未作。脉弦滑，两寸无力。舌可。

证属：痰蕴于中，清阳不升。

法宜：补中，化痰，升清。

方药：升阳益胃汤加减。

党参 10g	白术 10g	生黄芪 10g	茯苓 15g
半夏 12g	当归 12g	川芎 7g	防风 6g
羌活 6g	柴胡 7g	白芍 10g	柏子仁 15g
夜交藤 18g	桂枝 8g	炙甘草 7g	

共服 21 剂，寐已可。(《火郁发之》)

按：郁火上扰而头痛，寸脉当盛；若火郁化风上扰，寸当

107

弦劲；但火郁而寸沉者亦有之。火热乃邪气，亦可痹阻气机，清阳不得上达而寸沉，治当升散。此例一诊时，脉滑数且大，乃郁热盛，故以龙胆草、栀子、黄芩、黄连、大黄清泻之；寸沉，以羌活、防风、川芎、僵蚕、蔓荆子升散之。

俗云："至巅之上，惟风可到。"所以治头痛、晕眩的头疾，多用风药。然亦当具体分析，不可当成普遍原则而一概用之。头为诸阳之会，清净之府，靠清阳之气以充；脑为髓海，靠肾精以养。凡头部疾患，亦分虚实两大类，虚者，清阳不充，肾精不养，皆可致头疾；实者，邪气阻隔，清阳、肾精不能上奉，邪反窃踞清净之府，亦发头疾。而宜于风药治者，一为风寒湿邪蒙蔽于上者，一为清阳不得上达者，若阳亢化风上扰，或精血亏虚不能上奉者，则非风药所宜。

例6：木郁清阳不升

缪仲淳曰：包海亭夫人患腹痛，连少腹上支心，日夜靡间。百药不效。余诊其脉，两寸关俱伏，独两尺实大，按之愈甚。询知其起自暴怒，风木郁于地中。投以川芎（上）、柴胡（中）、升麻（下），下咽，嗳气数十声，痛立已。已而作喘。余知升之太骤也。以四磨饮与之。遂平。

震按风木郁于地中，宜用逍遥散。去白术，加香附、郁金为正治。或参入川楝、半夏、橘红、牡蛎等药。兹因两尺实大，按之愈甚，故用三样升提药。然已升之太骤而作喘。四磨饮降得恰好。（《古今医案按》）

按：寸脉按之不足，临床多见为心肺虚证，而临床亦多见阳位心肺无碍而阴位有恙影响阳脉不足。加中焦、下焦邪气郁滞或气机痹阻而清阳不升，则阴阳脉象显有差异。两尺实大，按之愈甚，乃气滞于下；两寸关俱伏，非虚也，乃气滞于下，清阳不升；不通则痛，故患腹痛，连少腹上支心。肝郁气滞当用逍遥散，因气滞重而虚不显，故去白术，加香附、郁金；升麻升举清阳；头为至巅，至巅之上惟风可到，故方中加川芎等风药。盖升之太过，故作喘，故用四磨饮子平之则痊愈。

2. 邪气上攻致阳脉旺

（1）脏腑热盛上冲

例1：木火刑金

赵某，女，65岁。

2014年2月17日初诊：胸闷，咳喘，吐白痰1年余。失眠，自觉气管部不适，西医诊断为支气管炎。

脉弦数，右寸旺。舌可。

证属：肝火犯肺。

法宜：泻肺清热，滋阴。

方药：旋覆代赭汤合泻白散加减。

代赭石18g(先煎)　旋覆花15g(包煎)　　　　炙桑白皮15g
地骨皮15g　　　麦冬15g　　炙百合15g　干地黄15g
川贝母12g　　　紫菀15g

14剂，水煎服。

4月16日二诊：胸闷、失眠好转，咳嗽减轻，仍吐白痰且咳吐不畅，遇事易紧张，二便可。脉浮弦数，右寸旺。舌可，苔中厚，右歪。上方加清半夏12g、陈皮10g，14剂继服。（李老门诊病例）

按：初诊患者脉弦数，右寸旺。脉症相参可知，弦数主肝火旺；木火刑金，致肺热壅盛，肺失宣肃故见右寸旺。故以代赭石清肝泄热，镇降逆气；旋覆花消痰下气；炙桑皮、地骨皮泻肺气；麦冬、炙百合、干地黄清肺热，养肺阴；川贝、紫菀润肺化痰。二诊患者痰症未减，他症好转，故配半夏、陈皮以加强化痰之力。

《素问·宣明五气》云："五气所病……肺为咳。"《素问·咳论》亦云："五脏六腑皆令人咳，非独肺也。"五脏六腑通过影响肺之宣肃，均可致咳。所以，治咳莫忘调肺，而明确致咳的根本病机亦颇为重要。《素问·咳论》云："肝咳之状，咳则两胁下痛，甚则不可以转，转则两胁下满。"本患者虽无上述症状，然脉象弦数，右寸旺，故仍可辨为肝火犯肺而致咳。患者虽吐白痰，然脉有热象，故仍以寒凉之药治之，即舍症从脉，亦可由脉推测，不久痰将变黄稠。患者服药后，症状明显减轻，可见辨证准确，处方得当。由此可见阴阳脉诊的辨证精准性和预见性，这也是李老平脉辨证、以脉解症、必要时舍症从脉的根本依据。

例2：肝阳化风

付某，女，37岁。

2007年11月16日初诊：于今年4月份被车撞后，一直头痛、头晕、呕吐，不能转头、低头，目不能上视、转目，转目则地亦转，视物模糊。

脉弦数，右寸弦劲。舌暗红，有齿痕。

证属：肝经瘀热，肝阳化风。

法宜：清肝活血，平肝息风。

方药：泻青丸合血府逐瘀汤加减。

龙胆草6g	栀子10g	黄芩10g	柴胡8g
干地黄12g	赤芍12g	白芍12g	桃仁12g

110

| 红花 12g | 丹皮 12g | 地龙 15g | 僵蚕 15g |
| 全蝎 9g | 蜈蚣 6 条 | 天麻 15g | 生牡蛎 30g(先煎) |

4 剂，水煎服。

11 月 20 日二诊：药后头痛已轻，未恶心呕吐，目已可上视，视物已清。脉弦细数，右寸已平。上方加当归 12g、山茱萸 15g、川牛膝 10g。3 剂，水煎服。

11 月 23 日三诊：上症已除，曾鼻衄一次。脉寸弦尺弱。改滋肝肾，平肝息风。

生龙骨 18g(先煎)		生牡蛎 18g(先煎)	
制鳖甲 18g(先煎)		制龟板 18g(先煎)	
白芍 15g	山茱萸 15	五味子 6g	熟地 15g
川牛膝 10g	地龙 12g	全蝎 10g	蜈蚣 6 条
僵蚕 12g			

3 剂，水煎服。

按：外伤之后，损伤血络，衃血留止，头痛晕，恶心呕吐，头不能摇，目不能转。脉弦数，乃肝热盛；右寸弦劲，乃肝风上扰；舌暗红，血瘀所致，故诊为肝经瘀热，肝阳化风，予清肝活血，平肝息风。仅服 7 剂，诸症竟平，事出所料。三诊脉转寸弦尺弱，乃肾水亏于下，肝风扰于上，故改滋水涵木，平肝息风。（《火郁发之》）

例 3：胃火上冲

钱国宾治荆州李山人，年四十余。凡饮食头上汗多，气如烟雾，必频抹乃止。寸关浮洪，两尺沉实，胃脉倍盛而数。此胃热蒸笼头也。饮食入胃，遇热上蒸心肺，心主汗液，火性上腾，肺主皮毛，腠理不密，故头汗出若蒸笼之气，因煎迫而如

烟雾也。以三黄石膏汤，数剂清胃热愈。（文田按：此脉真合用白虎汤矣）（《续名医类案》）

按：患者寸关浮洪，且胃脉倍盛而数，提示阳明胃火旺盛，冲击于上而导致寸脉浮洪，实乃脏腑热盛上冲也。胃足阳明之脉循行头面，郁火冲于上，蒸迫津液外出，故汗多不止。李老治疗火郁的主要法则为赵绍琴提出的："去其壅塞，展布气机"，通过去其壅塞，达到展布气机的目的。三黄石膏汤主药中以三黄清泄中上焦郁热，三黄苦寒降下，使火热之邪从下而解，取石膏者，白虎汤之义，清气分大热。且有山栀和淡豆豉辛开苦降，解表除烦清热，既清且透，从而气机得以畅达，脉象得以平和。

（2）气机上攻

例1：郁热扰心

孙某，女，58 岁，退休干部。

1998 年 11 月 8 日初诊：心烦意乱，恶与人言，每日服 4 片舒乐安定，只能睡 2～4 个小时，头痛、健忘，已半载有余。

脉沉而躁数，两寸盛。舌红，唇暗红。

证属：郁热扰心，心神不宁。

法宜：清透郁热。

方药：新加升降散加减。

僵蚕 9g	蝉蜕 4g	姜黄 6g	大黄 3g
豆豉 10g	焦栀子 8g	连翘 7g	生甘草 6g

6 剂后，已可不服舒乐安定睡 5～6 小时，心烦大减。上方去大黄，加柏子仁 15g、麦冬 9g、丹参 15g。又服 8 剂，症除，脉已静。嘱服天王补心丹善后，1 年后相遇告曰，睡眠正常。

按：脉沉躁数而寸盛，心烦不寐者，显系郁火上扰所致。心烦不寐而有热者，必先泻心火，火除心自安宁。清心火时，

112

当加透泄之品，使热有出路。若火未清而骤予安神宁心之品，则火更郁伏难愈。

栀子豉汤为辛开苦降之祖方，该方治火扰于心的心烦懊恼不得眠，剧则反复颠倒。更伍以升降散者，升清降浊；加连翘者，清心散其热结，诸药相合清透之力更雄。(《火郁发之》)

例2：湿遏热伏化风

王某，男，65岁。

1996年5月20日初诊：40天前患肺炎，住院治疗，基本痊愈，现仍咳嗽、多痰、胸闷，食欲不振。右头颊反复剧烈跳痛已3年，诊为三叉神经痛。

脉沉滑数而躁，两寸弦。舌绛红，苔黄腻且厚。

证属：湿遏热伏，火郁化风。

法宜：化湿透热息风。

方药：达原饮合升降散加减。

僵蚕12g	蝉蜕7g	姜黄9g	大黄4g
栀子9g	青蒿15g	川朴9g	草果7g
常山7g	槟榔12g	菖蒲9g	黄芩9g
蜈蚣6条	全蝎10g	水红花子10g	杏仁12g

6月29日二诊：上方加减，共服35剂。痛止，咳痰胸闷已除。脉转濡滑。舌稍红，苔已薄微黄。继予上方10剂，以固疗效。

按：脉沉乃气滞，滑数而躁乃火热郁伏，郁火化风上扰而两寸弦。气何以滞？苔黄腻，为湿热遏伏，致气滞火郁，热不得透达而上攻。达原饮溃其秽浊遏伏，升降散透达郁火，止痉散息风解痉。迭经月余治疗，湿蠲热透，痛止症除，脉亦转濡滑，余邪未靖，继予 10 剂，以固疗效。

郁火可兼湿、寒、瘀、虚等，必除其兼邪，火热势孤，其热易透达而解。(《火郁发之》)

例 3：肝经郁火扰上

王某，女，51 岁。

2009 年 10 月 5 日初诊：5 个月前因右颊淋巴纤维组织增生（1cm×1cm）行摘除术，右侧面颊及眼睑浮肿，之后逐渐减轻，半个月后又延及左侧面部，并出现喷嚏、流涕、鼻塞、流泪、耳鸣、口干苦、寐差等。1 个月前出现双下颌淋巴结肿大，B超：双下颌淋巴结弥漫性病变。

脉右寸旺，左关弦数，尺沉细。舌淡暗，苔薄白。

证属：肾水亏，肝经郁火扰上。

法宜：滋肾水，清透心肝郁火。

方药：新加升降散合一贯煎加减。

僵蚕 12g	蝉蜕 7g	姜黄 10g	连翘 15g
栀子 10g	豆豉 12g	黄芩 9g	干地黄 15g
麦冬 12g	川楝子 9g	丹皮 10g	皂刺 7g

11 月 30 日二诊：上方加减，共服 42 剂，肿大之淋巴结已变小、变软，无胀痛感。其间因外感发热，淋巴结一度又有增大，服数贴感冒药后，继服前方加减，淋巴结渐消。

按：淋巴结肿大，阴证、阳证皆有。此脉尺沉细，乃肾水亏；左关弦数，乃肝经郁火，弦主郁，数主热，且左关为肝位，故诊为肝经郁火；右寸旺，乃木火刑金。则此淋巴结肿大，当属火结阳证。伴见喷嚏、流涕、鼻塞者，亦木火刑金使然，鼻为肺之窍也。其流泪者，乃肝火上扰，目为肝之窍也。故方宗

新加升降散合一贯煎，滋水清肝，透达郁热，渐见收效。(《火郁发之》)

例4：痰瘀熏蒸

李某，女，59岁。

2004年4月16日初诊：胸痛胸闷，走路稍快则发作，头晕，眼黑，耳鸣，两膝痛。曾诊为冠心病、高血压。血压160～170/100mmHg。服多种治疗高血压病及冠心病药物。

脉滑略盛，左寸弦。舌偏暗红。

证属：痰热夹瘀，熏蒸于上。

法宜：清热化痰活血。

方药：黄连温胆汤加减。

黄连10g	枳实9g	僵蚕12g	龙胆草4g
胆南星9g	菖蒲8g	地龙15g	夏枯草15g
半夏10g	赤芍12g	蜈蚣30条	瓜蒌15g
丹参15g	全虫10g		

14剂，水煎服，嘱西药全停。

4月30日二诊：左脉缓滑，右兼弦，舌同上。症已着减，晨起散步时偶胸闷、心悬、耳鸣。血压140/80mmHg，ECG（－）。脉弦缓滑，舌偏绛。上方加磁石30g（先煎），再服14剂后停药。

至6月25日上方加减，共服54剂，仅耳鸣未已，他症已除。

按：脉滑且盛，诊为痰热；右寸弦者，乃痰热化风上扰。痰热内郁，气血不通，阻滞于上则胸痛胸闷，阻滞于下则两膝疼痛；痰热化风上扰，故见头晕、眼黑、耳鸣诸症；痰热痹阻，血脉瘀滞，故见舌体暗红。综合判断，诊为痰热夹瘀化风，予黄连温胆汤治之。

方中之黄连、半夏、瓜蒌，乃小陷胸汤。冠心病属痰热者，与结胸病相类。《伤寒论》辨太阳病脉证并治下第七云："短气躁烦，心中懊侬，阳气内陷，心下因硬，则为结胸，大陷胸汤主之。"亦云："小结胸病，正在心下，按之则痛，脉浮滑者，小陷胸汤主之。"故冠心病属痰热者，法当清热化痰，宽胸理气，以黄连温胆汤治之。痰热化风上扰，以全虫、蜈蚣等息风止痉；痰热夹瘀，以丹参、赤芍等凉血散瘀。

二诊症减且脉转缓，可见用药得当，因耳鸣未除，故原方加磁石潜阳。(《冠心病中医辨治求真》)

例5：痰热中阻，肝胆火盛

孙东宿治孙如亭令正，年过四十，眼偶赤肿，两太阳疼痛，大便不行者三日，平时泛期一月仅两日，今行四日未止。眼科余云谷医治逾候，肿赤不消，而右眼内突生一白泡，垂与鼻齐，大二寸余。余见而骇走，以为奇疾，莫能措剂。又见其呕吐、眩运。伏于枕上，略不敢动。稍动则眩愈极，吐愈急，辞不治。孙诊之。两寸关脉俱滑大有力，两尺沉微。孙曰：此中焦有痰，肝胆有火，必为怒气所触而然。《内经》云：诸风掉眩，皆属于肝；诸逆冲上，皆属于火。盖无痰不能运也，眼白泡，乃火性急速，怒气加之，气乘于络，上而不行，故直胀出眼外也。古壮士一怒而目裂，与白泡胀出外理同，肝为血海，故血亦来不止。治当抑其肝木，清镇痰火。则诸症自瘳。先用姜汁益元丸压其痰火，以止呕吐，再以二陈汤加酒连、酒芩、天麻、滑石、吴茱萸、竹茹、枳实。一帖眩吐俱定。头稍能动，改用二陈加芩、连、谷精草、夏枯草、香附、吴茱萸、苡仁。四剂目疾痊

愈，血海亦净。震按：此案现证甚怪，治法甚稳，因知医病。只要明理。毋庸立异也。(《古今医案按》)

按：两寸关脉滑大有力，滑者主痰，大者主热，脉按之有力实证也，综合论之，乃是痰热中阻，肝胆火盛。肝主升，火性炎上，更助肝木上犯，且肝木携痰上行，故而眼赤肿，两太阳穴处疼痛，眩晕，此也是白泡形成的原因。肝火亢盛，乘其脾胃，导致胃气不降，所以呕吐、大便不行。肝主藏血，肝火急迫，迫血妄行，故经行不止。所以，姜汁益元丸中黄柏、海浮石、南星等化痰清热，待呕吐稍止，则主方选用二陈汤燥湿化痰利气，用酒连、酒芩清上焦之火，天麻化痰息风以止眩晕，竹茹化痰且降肺胃之气，故能止呕。枳实理气宽中，吴茱萸下气，且其味辛，能行能散，展布气机，配在苦寒药中是为反佐，可防止苦寒伤中与冰伏痰热之邪。滑石、薏苡仁引热下行，使热邪从小便而出。待其眩晕、呕吐止后，仍遵前清热化痰之法，加谷精草、夏枯草清肝火以明目，香附疏肝行气，4剂而愈。

例6：气虚痰蕴化风（高血压、冠心病）

李某，男，53岁。

1993年2月19日初诊：头晕胀大，胸痛胸闷、心悸，常阵发呼吸困难。寐不实，醒时眼冒黑星。西医诊为冠心病、高血压。高血压已10年，每日服尼群地平，血压维持在135/100mmHg。冠心病，心电图提示：完全性右束支传导阻滞，广泛ST-T改变。

脉沉濡滑寸弦。舌淡暗，苔白。

证属：气虚痰蕴化风。

法宜：益气化痰息风。

生黄芪 30g	蜈蚣 20 条	全虫 10g	僵蚕 12g
天麻 15g	钩藤 15g	水蛭 8g	怀牛膝 20g
赤芍 12g	桃仁 12g	红花 12g	乳香 10g
郁金 9g	夏枯草 30g	生龙骨 30g (先煎)	
生牡蛎 30g (先煎)		珍珠母 30g (先煎)	

嘱停服西药。

3月23日二诊：上方共服23剂，日2服。ECG已恢复正常，完全性右束支传导阻滞如故。血压维持在150/100mmHg。服头两剂药时出现晕眩，约1小时后自行缓解。以后再服无此现象。头晕、胸闷痛、憋气、手麻均已明显减轻。胸尚偶有短暂疼痛。脉沉濡滑，寸已不弦，舌淡红少苔。上方改生黄芪为120g、蜈蚣为60条，加知母9g。

4月13日三诊：上方共服10剂，夜寐易醒，醒时瞬间眼冒黑星，其他症状除。心电图各导联ST-T波正常，完全性左束支传导阻滞未复。血压138/98mmHg。上方7剂，水煎服，未再来诊。

按：讨论三个问题：

1. 为何诊为气虚痰蕴化风

诊为气虚的依据是脉濡，濡即软也。《脉经》"软一作濡"，《濒湖脉学》"濡即软也"。脉来柔软，即为濡脉，或可称软脉，以与浮而柔细的濡脉相区别。脉何以柔软鼓荡无力？脉赖血以充盈，气以鼓荡，气虚鼓荡无力，则脉来柔软，或湿蕴伤脾而软。因其脉濡，故诊为气虚。何以诊为风？因寸弦也，弦主风，此风乃气虚痰蕴所生。

2. 为何用大量黄芪、蜈蚣

此学之于余冠吾先生。余伯龄先生乃吾父之友，原北大文学教授，日寇侵占北平后，愤然辞职，闭门学医，光复后悬壶前门外。因其用药奇特，擅起沉疴，蜈蚣可用至数百条，附子用至斤许，黄芪亦常用半斤至一斤，遂有余疯子之绰号。其弟冠吾先生，亦吾父之友，从其兄习医，然技不如伯龄先生。1959 年为吾母治疗高血压，方为蜈蚣 40 条、全蝎 10g、乳香9g、赤芍 12g、防风 9g、桃仁 12g、红花 12g、生黄芪 60g，共服 4 剂，血压数十年来一直平稳，其效令人惊叹。余临床数十年来，亦仿而用之，确实效佳。用黄芪者，冠吾先生曰，可托药达于巅顶，且黄芪息大风，量少升压，量大降压。1984 年我曾用于一人，黄芪 120g，服后头痛欲裂，心跳欲蹦出，血压升至 220/120mmHg，自此不敢再用大量黄芪。后逐渐摸索，若脉弱气虚而风动者，大量黄芪确有息风之功。此案因断为气虚风动，故用大量黄芪而效。

3. 用大量蜈蚣问题

余之管见，蜈蚣用治高血压，量应大，息风解痉，一般20～60 条。《医学衷中参西录》云蜈蚣"走窜之力最速，内而脏腑，外而经络，凡气血凝聚之处皆能开之""其性尤善搜风"。关于蜈蚣毒性问题：我临床屡用至 60 条，未见毒性反应。我曾一次吞服 10 条蜈蚣粉，未觉不适，且头脑甚清爽。我用蜈蚣，择其大者，全虫入药，不去头足。(《冠心病中医辨证求真》)

例 7：湿热遏伏膜原

王某，女，67 岁。

2002 年 9 月 4 日初诊：发热寒战，体温在 40.8℃～42℃之间，已 1 个月。寒战时，虽盖 3 床被仍恶寒。住院经服药、输液未效。头昏沉，胸脘痞闷，恶心不食，尿频急，腰痛，便日二三次，不稀。血压 140～200/90～100mmHg。尿蛋白（+++）。住院考虑肾病，拒绝肾穿出院。

脉沉数有力，寸旺。舌红，苔黄腻。

证属：湿热遏伏募原。

法宜：溃其伏邪，开达募原。

方药：达原饮加减。

川厚朴 9g	常山 7g	草果 8g	槟榔 10g
青蒿 30g	菖蒲 9g	青皮 9g	知母 7g
黄芩 12g	藿香 12g		

3 剂，水煎服，日 3 服。

9 月 7 日二诊：药后汗出，近未发热。脉仍沉伏而数，舌苔仍黄厚。湿热遏伏未解，恐其复热，上方 4 剂，继服。

9 月 11 日三诊：未发热。尿蛋白（++），血压 140/90mmHg。脉沉数，两寸浮大，大于关尺三倍，舌红苔黄厚，面潮红。

证属：湿遏热伏，郁热上冲。上方加大黄 5g、栀子 12g、石膏 30g（先煎）。

9 月 26 日四诊：上方加减，共服 15 剂。未再热，已无任何不适。尿蛋白 ±，血压 140/90mmHg。脉沉滑数。舌可，中尚有黄腻苔。仍予清利湿热。方药：甘露消毒丹加减。

茵陈 18g	白蔻仁 6g	藿香 12g	滑石 15g（包煎）
川木通 7g	菖蒲 9g	连翘 12g	白茅根 15g
金钱草 15g	坤草 15g	苍术 9g	黄柏 6g
栀子 10g			

上方共服 14 剂，未再热，停药。

按：湿热相搏，"身热不扬"，此话多解为身热不高，此乃衍文敷义。湿热相搏者，照样可高热，而且可高热稽留，此案即是。身热不扬，当作热象不甚张扬解。如热盛当脉数、烦躁、口渴引饮、面赤、便干、溲赤等；而湿热相搏者，相对脉缓，表情呆滞，渴不喜饮，面垢，便溏，溲浊等，此即身热不扬。因热为阳邪，而湿为阴邪，湿热搏结，互相掣碍，又相互为疟，湿遏热伏，热蒸湿横，难解难分。此案寒热，乃湿热搏结，阻隔募原。募原外近肌肉，内近胃腑，表里不通，经久不愈。必溃其募原之伏邪，使表里通达，热透乃愈。而溃其伏邪者，非达原之燥烈莫属。三仁汤等方，虽亦清化湿热，但力薄难溃募原伏邪。吴鞠通谓达原饮过于燥烈，实未识此方之妙。服达原饮后，湿热挫，伏热得透，勃然上冲，致阳脉浮大，甚于关尺三倍，呈关格之势。阳虽大，按之有力，非阳上脱，故不足虑。乃湿缚乍松，湿热虽稍挫，仍然遏邪，伏热不得外达而上冲。法当清其上冲之热，折其势，予原方加石膏、栀子清泄，加大黄泄热下行。三诊热退，寸脉平，然湿热未靖，继予甘露消毒丹清利湿热。(《火郁发之》)

例8：湿热熏蒸

侯某，女，67岁，藁城市人。

2004年5月28日初诊：头晕旋，心中迷糊，胸闷、便溏。ECG：ST广泛低垂。

脉弦濡滑数，寸偏旺，尺稍差。舌嫩绛，少苔。

证属：湿热熏蒸。

法宜：清热化浊。

方药：菖蒲郁金汤加减。

| 菖蒲 9g | 丹皮 9g | 竹叶 7g | 连翘 12g |
| 郁金 9g | 黄连 8g | 菊花 7g | 滑石 15g (包煎) |

121

生龙骨 18g_(先煎)　　　　生牡蛎 18g_(先煎)

山茱萸 15g　天竺黄 10g

6月21日二诊：上方增加天麻、僵蚕，共服 24 剂，已无不适，寸脉已平。ECG：（－）。停药。

按： 舌嫩绛少苔，并无湿热熏蒸之黄腻苔，何以诊为湿热证？当然，湿热证应有黄腻苔；而且黄腻苔也是诊断湿热证重要且最直观的一个指征。但当湿热化热化燥后，可无舌苔；若湿热尚未化燥，阻隔气机，胃气不能上蒸时，亦可无黄腻之苔。此案虽无黄腻苔，依然诊为湿热证，乃据脉而断。脉濡数，濡主湿，数主热，故断为湿热。濡脉，非指浮而柔细之脉，乃濡即软也。

吾以脉解舌，以脉解症。脉濡滑数，即湿热之脉。舌无苔者，乃湿热阻隔使然。诸症如何以脉解？湿热阻遏，清阳不能上达而头晕旋；痹阻胸阳而胸闷，痹阻心包而心中迷糊；湿热下趋而便溏。方予菖蒲郁金汤，清热化湿，开窍醒神。为何加山茱萸？因尺差而寸旺。这个寸旺，除湿热上蒸这一因素外，尚有肾虚，虚阳上浮的因素，因尺减寸旺，故知之。山茱萸收敛浮越之阳，故加之。不虑山茱萸酸敛碍湿乎？《神农本草经》云山茱萸利小便，张锡纯云："山萸敛真气而不敛邪。"故加之。竟获突兀之疗效，不仅症状消除，脉象已平，且心电图亦恢复正常。有的病人累年服药，心电图亦难获改善，而此例治疗尚不足 1 个月，心电图竟恢复正常，足证辨证论治的神奇。(《冠心病中医辨证求真》)

例9：寒热错杂

梁某，女，34 岁。

2009 年 3 月 16 日初诊：食后胃胀十几日，自诉夙有胃火。脉关尺沉减，寸旺。舌淡。

证属：寒热错杂。

法宜：清上补下。

方药：半夏泻心汤加减。

半夏 12g　　党参 15g　　黄连 9g　　炙甘草 8g

大枣 7 枚　　干姜 6g　　肉桂 5g　　白术 9g

茯苓 15g

7 剂，水煎服。

3 月 27 日二诊：胃已安，经前小腹不舒。舌淡，脉弦细无力。上方加吴茱萸 5g，10 剂。

4 月 6 日三诊：食甜食时胃酸，他可。舌稍淡红，少苔，脉弦滑欠实。上方加乌贼骨 20g，7 剂。

按：患者脉象为寸旺于阳而关尺沉减，寸旺于阳知有上热，关尺沉减知为脾胃虚而下寒。盖脾胃斡旋一身之气机，使阴升阳降，水火既济。脾胃虚弱，斡旋失司，阳不降，积于上而为热；阴不升，积于下而为寒，于是阴阳不交，寒热错杂，中焦痞塞而出现胃胀。故此患者当属寒热错杂之证。方取半夏泻心汤加减以寒热平调，消痞散结。以半夏为君，即取其交通阴阳以消痞。亦以人参、甘草、大枣扶正培中，白术、茯苓健脾去湿，干姜、肉桂温阳，黄连清热。用药 7 剂胃胀症状缓解。（《平脉辨证经方时方案解》）

例 10：寒热错杂，厥气上冲

冀某，女，54 岁，工人。

1993 年 9 月 17 日初诊：寒热往来五年余，昼则如冰水浸，自心中冷，寒慄不能禁；夜则周身如焚，虽隆冬亦必裸卧，盗汗如洗。情志稍有不遂，则心下起包块如球，痞塞不通，胸中憋闷，头痛，左胁下及背痛。能食，便可。年初经绝。曾住院11次，或诊为绝经期综合征，或诊为内分泌失调，或诊为自主神经功能紊乱、神经症等。曾服中药数百剂，罔效。

脉沉弦寸滑，舌可。

证属：寒热错杂，厥气上冲。

法宜：温肝阳，平冲降逆。

方药：乌梅丸加减。

乌梅6g	细辛4g	干姜5g	川椒5g
黄连10g	黄柏6g	党参12g	当归12g
炮附子15g(先煎)		桂枝10g	

2剂，寒热除，汗顿止，心下痞结大减，4剂而愈。5年后得知生活正常，未再发作。

按：厥阴篇，是由于肝虚而形成的寒热错杂证，以厥热胜复判断阴阳进退、寒热之多寡。此案昼夜寒热往复，同于厥阴病之手足寒热胜复。心下痞者，乃厥气上逆；汗泄者，以阳弱不能固护其外，致津泄为汗。脉弦者，以弦则为减，乃阳弱不能温煦，经脉失柔而脉弦。寸滑者，伏阳化热上逆，致上热下寒，寒热错杂。张锡纯曾论肝虚证见寒热往来。乌梅丸用肉桂、细辛、附子、川椒、干姜温煦肝阳，当归补肝体，人参益肝气，黄连、黄柏折其伏热。乌梅敛肺益肝，敛肝虚耗散之真气。方与病机相合，疗效显著。(《火郁发之》)

124

二、阳致阴失和

（一）阳实致阴弱

例1：痰久损肾

陈觉宇丈，常山县人也。年四十有三，体肥患痰火，十年多矣。每月必一发，或劳心过度则二发，吐痰身热，吼喘，饮食不进，不能倒头而睡，合目则乱语，面赤头痛，遍身痰气走动，牵扯作痛，必俟吐出痰后则耳始不鸣，目始不泪。素服风痰药南星、半夏之类不效，后服参也仅止四五个月。诊其脉两寸洪滑，两尺沉微，殆上盛下虚之候，法当清上补下。以橘红、贝母、茯苓、甘草、桔梗、杏仁、前胡、钩藤、天麻、酒芩、枳壳水煎服之，夜进七制化痰丸，再以八味丸加人参、麦门冬、五味子。空心服之，半年而瘳。（《孙文垣医案》）

按：该患者体肥，患痰火十多年，每月仅发作一次或者两次，说明平时机体正气相对充盛，即使痰火郁于体内亦不会显出病态。然患者每月发作一次，正如月亮每月内有圆缺变化，天人相应，人体应该也有"圆""缺"的变化，"圆"对应人体正气相对较盛的时候，"缺"对应人体正气相对亏虚的时候，故每当一月中人体正气相对亏虚的时候，正不胜邪，则会出现病态，劳心过度亦会造成正气的亏损，故痰火趁此为病。痰火郁于肺，影响肺的宣发肃降，则出现吐痰，吼喘；郁于胃影响胃的受纳，故见饮食不进；痰火郁于上焦，影响清窍的濡养，故出现耳鸣、目泪等症，亦会造成阳不入于阴，不能倒头而睡，影响神志则合目而乱语；痰气走动全身，阻碍气机，不通则痛，出现全身牵涉作痛，必俟邪实去后症状才会缓解。但是为何之前用风痰药南星、半夏类无效，后服参也仅止四五个月，而孙氏七制化痰丸亦有半夏、南星等风痰药，八味丸亦加了参类，却将其治愈？前人只看到了该患者表现出的痰火的实证，故只化痰来治疗，所以无效，后又纯用甘味的参来补，亦不能达到很好的效果。孙氏通过脉象辨为上盛下虚，清上补下，上下同治才将其治愈。以贝母、前胡、橘红、枳壳化痰行气；茯苓健脾，桔梗、杏仁一升一降调畅气机；酒芩清热；天麻、钩藤平肝阳；晚上服用七制化痰丸来加强化痰力度，再以八味丸加人参、麦冬、五味子来补虚以治本。

　　因为该患者先前重在化痰，但未治本，故无效。然尺沉微从何而来？一者，热伤阴，痰热长期郁积于体内会耗损肾阴；二者，"邪水多一分则真水少一分"，运化失调，水谷精微化为痰浊而不能奉养肾水肾精，长期则导致肾虚。亦可以从五行来解释，痰属于土邪，土克水，则出现肾阴不足。根据本病例可以看出，不应只看症状，应该平脉辨证，抓住疾病本质，治疗疾病。

例2：痰食中阻

　　吴九宜每早晨腹痛泄泻半年，粪色青，腹膨。人皆认为脾肾泄也，为灸关元三十壮，服补脾肾之药，皆不效。自亦知医，谓其尺寸俱无脉，惟两关沉滑。大以为忧，恐泻久而六脉将绝也。东宿诊之，曰君无忧，此中焦食积痰泄也。积胶于中，故尺寸脉隐伏不见。法当下去其积，诸公用补，谬矣。渠谓敢下耶？孙曰："何伤？《素问》云'有故无殒，亦无殒也'。若不乘时，久则元气愈弱，再下难矣。"以丹溪保和丸二钱，加备急丸三粒，五更服之。已刻下稠积半桶，胀痛随愈。次日六脉齐见，再以东垣木香化滞丸调理而安。（《古今医案按》）

按:《素问·太阴阳明论》云:"脾者土也,治中央,常以四时长四脏。"生理上,脾居于人体中央,斡旋全身之阴阳气血,为上下阴阳之枢纽。病理上,脾之斡旋失当,则会影响上下二焦,进而影响全身之阴阳气血。从脉象来看,此患者两关沉滑,寸尺俱无。两关沉滑,乃中焦痰食积滞;中焦阻滞,斡旋失当,上下不通,故见寸尺俱无。故以保和丸合备急丸消食导滞,以交通上下。

巳刻下稠积半桶,中焦积滞得消,斡旋之功恢复,上下交通,六脉齐见,病自愈矣。

对同一患者,前后二医,为何治法悬殊,疗效迥异?脉也。在疾病的诊疗过程中,特别是面对病机复杂的疾病,通过脉诊,可了解疾病之本质,进而准确用药,治愈疾病。

例3:湿热壅滞,痹阻气机

高果哉治丁清惠公,予告在籍,患痢,里急后重,白积兼鲜血,昼夜十余次,饮食减少,两尺脉似有似无,两寸关弦数,小便短少,众医皆以望八高龄,当凭尺脉而投温补,高独谓禀赋素浓,宜从寸关而用清理,遂进黄芩、白芍、浓朴、槟榔、陈皮、甘草、阿胶、滑石、槐花、木香。四五剂痊愈。(《古今医案按》)

按:其患痢,里急后重,且两尺脉似有似无,此为湿热下注大肠,湿热毒邪壅滞,影响大肠的肃降功能,热邪甚,则闭阻大肠气机,其秽浊之物欲急去而去不得,故本证里急后重较为明显。两寸关弦数,弦主肝胆,数主热,故为肝胆湿热。《伤寒论》第177条云:"太阳与少阳合病,自下利者,予黄芩汤。"即少阳热邪不解,内迫阳明,逼液下驱,大肠传导失司,故为下利。方中黄芩、白芍、甘草即黄芩汤之义，方中重用苦寒之黄芩为君药，清热燥湿解毒；白芍敛阴和营，缓急止痛；甘草和中，调和诸药。选用槟榔者，辛散苦泄，消食导滞，下气除满。木香辛行苦降，行气止痛，此暗含芍药汤之义。刘完素云："泻而便脓血，知气行而血止也，行血则便脓自愈，调气则后重自除。"被后世视为治痢的要言。陈皮、厚朴行气宽中。此即为"调气则后重自除"。阿胶养血止血，槐花凉血止血，清热凉血活血，此即"行血则便脓自愈"，气用气药，血用血药，故四五剂即愈。

（二）阳虚致阴旺

例1：中气不足，脾气下流

刘某，女，42岁。

2011年8月8日初诊：间断性小腹憋胀半年，加重1周。小便频，量少，无力，躺下明显，身乏力，腰痛，纳可，寐不解乏，二便可，喜长出气，易烦。

脉弦减，沉取尺滑旺。舌嫩红绛。

证属：中气不足，脾气下流。

法宜：补中益气，升阳举陷。

方药：补中益气汤加减。

生黄芪 12g	陈皮 8g	柴胡 9g	白术 10g
当归 12g	升麻 6g	茯苓 15g	党参 12g
防风 7g			

7剂，水煎服。

8月22日二诊：诸症减三成左右。脉弦减，沉取阳脉无力尺旺。舌嫩。上方改生黄芪为15g。

8月29日三诊：诸症减半。脉弦滑减，尺已不旺。舌可。

上方7剂，水煎服。

按：诊患者之脉，弦减，沉取尺滑旺，即阴阳脉诊之阳弱尺旺脉。阳弱，乃中府不足，脾失运化，无以化生精微奉养周身，乃见身体乏力，寐不解乏等气虚之象。脾气不足，易为湿困，土木失和，气机失畅，乃见喜长出气等欲展气机之症；尺滑数，即下焦湿浊郁阻。本因脾虚失运而湿浊下注，郁而不发，湿浊郁阻下焦，影响膀胱之气化，故见小便频、量少、无力、小腹憋胀等。故处以东垣补中益气汤加减，以方中人参、黄芪、白术、陈皮等健脾助运，升麻、柴胡等风药升其清阳，更助除湿。此人病机虽属脾虚湿气下注，但其下焦湿象表现并不甚明显，故利其湿者，茯苓、白术足矣，若用大量淡渗利湿之品反而戕伐脾阳，加重病情。前后皆以脉诊之阴阳所现为主，紧扣中土本虚之病机，以除下焦之湿。脉证相参，方药对证，乃奏期效。

例2：肝郁脾虚，湿热下注

肖某，女，34岁。

2013年5月10日初诊：2012年7月孕50天后胎停育，欲孕调理。近3个月胸闷、畏寒、气短、憋气、喜太息，手足易凉。带黄，量多。大便不成形，二三日一次，受凉后易腹痛，便溏。月经28日一行，色先黑后红，量少，第1天痛经。

右脉沉弦滑数，左脉阳减尺滑。舌红，少苔。

证属：肝郁脾虚，湿热下注，瘀结胞宫。

法宜：疏肝健脾，清利湿热，活血化瘀。

方药：丹栀逍遥散加减。

丹皮9g　　　栀子9g　　　柴胡7g　　　当归12g

赤芍 12g　　　茯苓 12g　　　苍术 10g　　　白术 10g

党参 12g　　　陈皮 7g　　　黄柏 6g　　　败酱草 30g

桃仁 12g　　　红花 12g　　　车前子 10g_(包煎)

7剂，水煎服。

5月17日二诊：胸闷，气短，憋气，太息减轻，带下减少。5月10日行经，小腹仍有胀痛。脉沉弦滑数，舌红，少苔。上方去黄柏，加黄连 10g。

按： 本案中，患者既有畏寒、手足凉等寒象，又有带黄、量多等热象。病机复杂，从何入手？当从脉象判断。右脉滑数主湿热，左脉阳减，乃中上焦气虚；木不疏土，土壅失运，浊阴下注而积于下焦，故见尺滑。肝郁气滞，故见胸闷气短、憋气、善太息；土壅失运，故见食凉后腹痛、便溏；浊阴下注而积于下焦，郁而化热，故见带黄、量多；痛经、经量少、色黑，则为瘀热结于胞宫；肝郁气滞，湿热内郁，阳气不得布达于外，则见畏寒、肢凉。综合判断，诊为肝郁疏泄无力，土失运化，湿热下注。故以丹栀逍遥散合苍术、陈皮、党参疏肝运土，清热燥湿，治阳弱；以黄柏、车前子清利湿热，桃仁、红花活血化瘀，治尺滑。败酱草辛、苦，微寒，既能清热祛瘀，又能通经止痛，对本案这位瘀热结于胞宫而痛经的患者，尤为适宜。

二诊症状明显减轻，足见用方得当，然小腹仍有胀痛，故原方去黄柏，加黄连以降胃气。

例3：脾虚，阴火上冲

陈某，男，71岁。

2010年9月6日初诊：自觉全身躁热，面热，双手躁热尤著，双足冬天冷夏天热，已一年余。咽部不适，咳嗽，吐白痰，耳鸣，听力减退，他无不适。既往乙肝小三阳史 20 余年，脂肪肝、高血压史 10 余年。血压 160/80mmHg，服美托洛尔、尼群地平，血压维持在 130～140/80mmHg。体检提示：主动脉硬化，小脑轻度萎缩。

脉弦缓略滑，寸关无力，尺脉旺。舌稍红，有齿痕，苔薄白。

证属：脾虚，阴火上冲，肾水亏而相火妄。

法宜：培土以制阴火，滋阴以制相火。

方药：补中益气汤合大补阴丸加减。

生黄芪 12g	党参 12g	白术 10g	茯苓 15g
当归 12g	柴胡 6g	升麻 6g	葛根 12g
龟板 30g (先煎)	熟地 15g	知母 6g	黄柏 6g
丹皮 12g	山茱萸 15g	炙甘草 6g	

9 月 20 日二诊：上方共服 14 剂，全身躁热减半，手尚热，耳鸣如前，血压 100/60mmHg。脉寸关弦缓无力，尺略旺。舌同前。前方 7 剂，继服。

按：本例身、面、手、足躁热，因阳脉弱，故断为气虚发热；尺脉旺，又断为肾阴虚而相火亢。这两个病机，都可引起上述热症。究竟此热是一个因素，还是二者并存？

单一脾虚者，因土虚不能制火，阴火上冲，即可引起上述热象。脾虚发热者，其脉虚可浮大而虚，可数而无力，或缓而无力，或弱，不论是否兼浮大数滑，其脉必按之无力，虚轻者亦当减。但气虚者尺脉旺否？当旺，因东垣所说的阴火"起于下焦""心不主令，相火代之""阴火得以乘其土位"，都是讲的下焦相火，即肾中之火。既然肾中相火上冲，则尺脉当旺，此时之治疗，只需培土即可，无须再滋阴泻相火，何以本案于补中益气培土之时，复加大补阴丸以滋水泻相火呢？因虑其尺旺，乃阴不制阳，单用补中益气、健脾且升阳，恐助相火之升动，故加大补阴丸以制之。此法古亦有之。《景岳全书·新方八阵·补阵》之"补阴益气煎"，即健脾滋水并用之方。方用人参、当归、山药、炙甘草、升麻、陈皮健脾升清，以熟地3钱～2两，以滋肾水。又如金水六君煎，健脾化痰方中加熟地；益气补肾汤，健脾益气方中加山茱萸；黄芪益损汤中，健脾益气方中加四物、金匮肾气丸同用。可见，余之用补中益气汤合大补阴丸，亦非杜撰。(《火郁发之》)

例4：气虚痰阻，水亏火旺

赵某，男，72岁。

2009年11月6日初诊：发作性心悸、气短，已两年。近半年来，咳嗽痰少，纳差，寐易醒，二便可，下肢无水肿。曾于2007年两次住院，诊为老年性瓣膜病，房颤，心力衰竭。2008年西医诊为肾癌，右肾切除。即刻血压100/60mmHg。

脉弦拘无力，寸著，尺脉旺。舌红，苔腻。

证属：气虚痰阻，水亏相火旺。

法宜：益气化痰，滋水泻相火。

方药：补中益气汤合二陈汤、大补阴丸加减。

红参10g	炙黄芪15g	白术12g	当归12g
陈皮10g	炙甘草6g	升麻6g	柴胡6g
炒枣仁20g	远志10g	半夏15g	茯苓15g
竹茹6g	熟地15g	丹皮10g	制龟板20g（先煎）
知母6g	黄柏6g		

7剂，水煎服。

11月16日二诊：上症稍减。脉如上，尺旺按之减。舌已不红，腻苔退，舌根苔未净。上方去丹皮、知母、黄柏，加山茱萸15g、五味子6g、巴戟天15g。7剂，水煎服。

12月14日三诊：药后曾出汗1次，上症已不著。脉转弦濡缓，寸弱，尺已平。根苔已退。依上方去熟地、龟板、竹茹，改陈皮为6g。14剂，水煎服。

按： 头晕、心悸、气短，可因多种原因而引发。仅凭上症，其病机难以遽断。若依舌诊来断，舌红苔腻，当为湿阻热伏所致，法当化湿清热。然脉弦拘无力寸著，且参伍不调，当属气虚痰阻，清阳不升，故头晕、心悸、气短。其咳者，乃土不生金，脾肺气虚且痰阻，肺失肃降而咳。法当益气升清化痰，予补中益气汤合二陈汤，方证相应，尚属恰当。

余审之，脉舌症如上述，惟增尺旺，按之并不虚，此相火旺之脉，故予原方增大补阴丸以制相火。

尺脉何以旺？皆知土克水。五行与五脏相配，心火、肺金、脾土、肝木、肾水。土能克水，乃指肾而言。肾乃水火之脏，真阴真阳所居，乃人身阴阳之根。土能克水，皆知土可制水饮上泛，但言土尚能制相火者鲜，致对东垣以甘温除大热主以补中益气汤者，多困惑不解，或曰阳虚，或曰阴虚，或曰湿阻，皆因对土能克水理解片面。

东垣于《脾胃论》中解释甘温除大热用补中益气汤之机理时曰："脾胃气虚，则下流于肾，阴火得以乘其土位。"何为阴火？曰："阴火者，起于下焦……相火，下焦包络之火，元气之贼也。火与元气不两立，一胜则一负。"这明确指出是由于脾胃气虚，导致相火动。所以土克水，不仅制水饮上泛，亦制肾中相火妄动。

本案之尺脉旺，亦因脾肺气虚，上虚不能制下，因而相火妄动。如何治之？按东垣所云，当径予益气升清即可制相火之妄动，但余却把握不好。土虚固宜健脾益气升阳，但相火妄动之时，升阳恐助其相火之升动，两相掣碍，故余健脾益气升阳之时，恒加大补阴丸，防其相火更加升动。此即本案加大补阴丸之考虑。若尺虽旺，按之无力者，则非大补阴丸所宜，当予引火归原。此种脉象虽少，但并不罕见，当进一步求索。所幸者服之症渐轻，且尺已平，证治与病情尚符，可谓临证之一得乎。

三诊时，曾云汗出，这值得引起注意。此汗，当为不汗而汗之正汗。张锡纯云："发汗原无定法，当视其阴阳所虚之处而调补之，或因其病机而利导之，皆能出汗，非必发汗之药始能汗也。"何以为汗，经云："阳加于阴谓之汗。"必阴阳充，气机畅方能阳施阴布以为汗。据此汗，可推知阴阳已然调和，故症减尺平。此乃测汗法。

苔腻，乃湿气重，何以加大补阴丸，不虑其碍湿乎？吴鞠通于湿温篇中曾明确指出，有湿浊者，"润之则病深不解"，且曰："湿气弥漫，本无形质，以重浊滋味之药治之，愈治愈坏。"湿禁养阴，亦不可一概而论。仲景之白头翁加阿胶法，开湿热加养阴之法门；龙胆泻肝汤治肝胆湿热，反加生地；局方甘露饮治胃中湿热，反用二冬、二地与石斛。可见湿热盛者，养阴之品未必皆禁。何时加养阴之品？一是苔厚而干，湿未化而津已伤，当加养阴生津之品，湿方得化。二是白苔绛底者，乃湿未化，而热伏入阴者，当加清营养阴之品，以防窍闭。路志正老师提出"湿盛则燥"这一论点，真乃卓见。皆知湿与燥相互对立，而湿盛则燥无人论及。何也？湿乃津液停蓄而化。水湿痰饮一类，皆津液停蓄所化。津液停蓄，既已化为水湿痰饮，则正常之津液必亏，津亏则燥化，此即"邪水盛一分，正水则亏一分"之理。湿既盛，津必亏，故化湿之时，佐以养阴生津之品，不仅不禁，反切合医理。此案苔腻反加大补阴丸，因其尺旺，乃阴不制阳，用之不仅未碍，腻苔反化，此即湿盛燥生之佐证。陆老这一卓见，独具慧眼，实为发皇古义出新说之典范，吾辈之楷模。(《汗法临证发微》)

例5：脾气虚，阴火旺

李某，女，42岁。

2013年5月31日初诊：手足心热，四肢凉，夜重，易疲乏，头晕纳呆，偶有恶心。乙肝小三阳20余年，病毒复制，3月至今复查肝功能，ATL30～64（0～40），病人未带化验单。低血压，发作时头晕，目不清亮。

脉弦数，按之阳减尺弦，左力逊于右。舌嫩红少苔。

证属：脾虚湿浊下注，少阳枢机不利，相火内窜。

法宜：健脾升提，和少阳枢机，滋阴清相火。

方药：小柴胡汤合补中益气汤、大补阴丸加减。

生黄芪12g	白术10g	升麻7g	党参12g
炙甘草8g	柴胡9g	黄芩7g	生姜3片
大枣5枚	肉苁蓉12g	熟地15g	制龟板20g (先煎)
巴戟天12g	炮附子9g (先煎)		

14剂，水煎服。

6月17日二诊：症状同上，变化不明显，手足心热，以晚上为重，握凉物方可入睡。脉沉弦细减，舌嫩。

证属：气阴两虚。

法宜：益气养阴。

上方去附子，加肉桂 4g。

14 剂，水煎服。

7 月 8 日三诊：手足心热减轻二成，夜睡时手需握凉物。劳累后手足心热加重。疲乏、头晕、纳呆均好转。脉弦略数，按之阳弱尺弦。舌淡暗。

证属：气虚，火不生土。

法宜：补中，补火生土。

方药：补中益气汤加桂附。

生黄芪 12g	白术 10g	柴胡 7g	炮附子 6g(先煎)
党参 12g	炙甘草 6g	升麻 5g	茯苓 15g
当归 10g	肉桂 4g		

7 剂，水煎服。

7 月 15 日四诊：手足心热已减大半，身疲乏，咽堵有痰，有口气。脉弦稍数兼拘，按之减。舌暗，少苔。上方加干姜 6g。7 剂，水煎服。

8 月 23 日五诊：症状较上次减轻。脉弦细拘紧力减。舌暗少苔。上方 7 剂，继服。

9 月 7 日六诊：手足心热已除，劳累后加重，疲乏减轻，咽堵有痰。脉濡滑减，尺弦。舌可。上方加桂枝 9g、生半夏 12g。7 剂，水煎服。

按：补中益气汤乃东垣之名方，李老在临床中亦常用之。东垣谓此方可治阴火，惜其解释未明，致后人对阴火不甚理解，李老在长期临证过程中，发现阴火之产生乃是脾虚所致，脾虚不能制水，水中相火亦失其制约，冲逆于上，为病种种，此即所谓阴火。

此患者脉虽弦数，却按之阳减，减主虚，可知此热乃虚热，非实热。观其症状疲乏、头晕、纳呆，偶有恶心，可知为脾气虚，气不升清之证，手足心热等是肾中相火妄动所致，同时李老认为只要脉弦按之无力，无论兼何脉，且有柴胡八症中任何一症就可以使用小柴胡汤和解少阳枢机。合大补阴丸乃是李老多年运用补中益气汤之经验，脾土虚衰，肾中相火无制，冲逆于上，法须用健脾升清，但恐升提之品更引相火上逆，故取大补阴丸中之熟地、龟板，潜藏相火，以免亢逆之害。或问为何不使用原方，而仅取此二味？因此患者四肢凉，夜晚加重，尺脉弦，此由肾中阳气不足，火不生土所致，大补阴丸中知母、黄柏于证不符，故去之，加巴戟天、炮附子，温肾助阳。

二诊之时，症状减轻不显，又问之手足心热，晚上加重，脉沉弦细减，细而减主阴血虚，故去大辛大热之附子，以防其伤阴，而加肉桂引火归原。一加一减又成益气养阴之方也。

三诊诸症均有好转，然劳累后手足心热加重，虽有弦数之象按之却阳弱尺弦，乃是脾气亏虚，肾阳馁弱，火不生土之象也，故以补中益气汤加桂附，7剂后，脉变弦数减拘按之减，阳虚之象明，加干姜亦助温阳之力，再服7剂后，诸症减轻，效不更方，据症略作加减而已。

此案虽表现出一派热象，常法不过是滋阴清热，然李老坚持以脉辨虚实，脉虽数却按之无力，诊得此证乃气虚发热也，用之果效，可见李老以脉辨虚实的可行性与准确性，值得后辈学习。

例6：气虚，阴火上乘

冯楚瞻治李工部，一日忽发热，牙床肿烂，舌起大泡，白胎甚浓，疼痛难忍。或用清解之药，口舌肿烂益甚，数夜不寐，精神恍惚，狼狈不堪。其脉两关尺甚微，惟两寸稍洪耳。曰：龙雷之火，亦能焚草木，岂必实热，方使口舌生疮乎？盖脾元中气衰弱，不能按纳下焦，阴火得以上乘，奔溃肿烂。若清胃，中气愈衰，阴火愈炽。急为温中下二焦，使火有所接引而退舍矣。乃用白术八钱，炮姜三钱，温中为君；炒麦冬三钱，清上为臣；牛膝三钱，五味一钱，下降敛纳为佐；附子一钱五分，直暖丹田为使。如是数剂，精神渐复，肿者消而溃者愈矣。（《续名医类案》）

按：两寸稍洪且兼牙床、口舌肿烂，而用清解之药屡不见效者，查其两关尺甚微，乃是脾肾不足之象，两寸稍洪者为阴火上乘，而非实火。《脾胃论》曰："脾胃气衰，元气不足，而心火独盛，心火者，阴火也。起于下焦。"李老认为阴火是由于中焦脾虚，运化水谷无力而酿生湿浊，脾虚无力升清，湿性趋下，湿浊下流于肾间，郁闭下焦相火，阴霾秽浊伤肾中元气，相火不藏，飞腾暴疟，此即起于下焦之阴火。若清胃者，苦寒之药戕伐脾胃元气。元气愈虚，阴火愈盛，故曰"火与元气不两立"。"劳者温之""损者益之"，以甘温之品补脾益气，故用白术、炮姜温脾阳、益脾气，"土厚则阴火自伏"，麦冬滋肺胃之阴，以清虚火。因其两关尺甚微，故用牛膝、五味子滋肝肾之阴，附子补肾阳。且牛膝引火下行，五味子敛摄浮阳。附子直暖丹田，引火归原。元气复，阴火自然潜敛。

三、阴阳互不影响

例1：心火旺，命火衰

周某，女，21岁。

1996年11月26日初诊：寐少，日约4～5小时，心烦，已 2 月余。

脉沉滑数，尺涩无力。舌尚可。

证属：心火旺，命火衰。

法宜：清心温下，交通心肾。

方药：交泰丸加减。

黄连 9g　　　官桂 5g　　　半夏 12g

7 剂，水煎服，日 2 次。

12 月 3 日二诊：上方服后，已能安寐，脉滑，尺尚弱，继予上方 7 剂。

按： 交泰丸出自《韩氏医通·药性裁成》，曰："火分之病，黄连为主。生用为君，佐官桂少许，煎百沸，入蜜，空心服，能使心肾交于顷刻。"

此案，阳脉滑数，乃痰热盛于上；尺涩无力，乃命火衰于下，致心肾不交而寐少。心肾不交，言水亏火旺者多，言心火旺而命火衰者鲜。心火旺者上热也，命火衰者下寒也，亦可心肾不交，交泰丸清上温下，切合病机。加半夏者，一者阳滑数，乃痰热扰心，故予黄连泻火，半夏化痰；一者半夏亦交通阴阳，使心肾相交。(《中医临证一得集》)

例 2：阳明热盛，肾水亏虚

周某，女，24 岁，学生。

2004 年 1 月 2 日初诊：发热 4 日，始恶寒，半日后即但热不寒，头痛烦躁，口渴自汗，恶心不食，经未行，便尚可，输液 3 日仍烧，即刻体温 39.1℃。

脉洪数尺细。舌红而干，无苔。

证属：阳明热盛，肾水已亏。

法宜：清阳明，滋肾水。

方药：玉女煎加减。

生石膏40g（先煎）　知母7g　　生甘草8g　　粳米1把

生地18g　　　　麦冬15g

2剂，水煎服，日3服。

药后热退，欣喜来告。（《火郁发之》）

按： 玉女煎出自《景岳全书·新方八阵·寒阵》，乃景岳创制的一首著名的方剂。全文为："治水亏火盛，六脉浮洪滑大，少阴不足，阳明有余，烦热干渴，头痛牙疼，失血等症如神。若大便溏泄者，乃非所宜。"原方由熟地、石膏、知母、牛膝、麦冬组成。察其文得知玉女煎乃为阳明气分热盛、少阴阴精不足者所设。景岳在立方时并未规定生石膏或者熟地孰是君药，可以看出阳明火热与少阴不足是两个独立的病机，在诊病过程中，要具体情况具体分析，根据不同的病机，选用不同的药物，阳明气分热盛时，生石膏的用量当加大；少阴阴精亏虚时，熟地理应加大量。但是既然本方剂放在《寒阵》中，说明尚以清热为主要目的。石膏与熟地同用，寓含了景岳清中有补的思想，倘若下焦肾水亏甚，不能潜敛，以至相火妄动于上，则上焦津亏、火盛之势更甚，故以熟地大补真阴，滋水潜阳。且石膏甘辛大寒，景岳言其"善去肺胃三焦之火，而尤为阳明经之要药"，且石膏与知母相须为用，实含白虎汤之方义，以清阳明经之火热，知母不仅可清热，又善滋阴。所选之麦冬养阴清肺，与熟地相合，乃金水相生之理。牛膝补肝肾，张景岳曾提出"奇经八脉，隶于肝肾，皆属阳明总司"，后世唐宗海亦认为"胞官冲脉，上属阳明，平人则阳明中宫化汁变血，随冲脉下输胞官"，不仅丰富了景岳之胃与肾命以奇经八脉相联系的理论，并且用牛膝引血下行，平冲降逆。且王清任之血府逐瘀汤中牛膝的使用亦同此理。温病大家叶天士亦曾提及牛膝有交合上下、引火归原之义。故本方使用活血通经之牛膝调和气血，联系先天与后天。

此患者脉洪数，为阳明气分热盛。尺细，舌红而干，无苔，正是肾水亏虚的体现。其症状开始恶寒，说明尚有表证存在，半日后但热不寒，说明已入里化热，无表证的存在。头痛乃火热上冲，热盛伤阴并伴有下焦真阴亏损，热盛蒸迫津液外泄故有口渴自汗之象。阳明火盛本当消谷善积，然胃主受纳，火热之邪犯心扰胃，亦会导致烦躁而恶心、纳差。且脾为胃行其津液，脾秉气于胃，今胃既病，脾无所禀，故脾虚而不食。脾病不能为胃行其津液，亦会导致口干渴。故用大量石膏、知母清气分之热，并合知母、粳米养胃阴。生甘草性凉，用之清热解毒。所用乃生地而非熟地，考虑熟地太过滋腻碍脾，故用生地，既可滋肾阴，又善清内热，其与麦冬相配，金水相生，肺气畅，三焦水道自通，口干自除。

例3：阴虚，气分热盛

刘某，女，58岁。

2007年1月12日初诊：心慌如颤，已二月余，心中难受即通身汗出，汗后身如瘫软。失眠，每日约睡4小时，时好时差，虽寐亦不实。心电图正常。

脉滑大。舌红，少苔。

证属：气分热盛，迫津外泄。

法宜：清热生津。

方药：竹叶石膏汤加减。

生石膏 30g（先煎）　　知母 6g　　　半夏 10g　　　党参 12g

麦冬 15g　　　　　生地 15g　　　生甘草 7g　　竹叶 6g

3 剂，水煎服。

1 月 15 日二诊：上症皆减，汗已明显减少。脉转阳旺阴弱，舌红少苔。

证属：阴虚阳旺

法宜：清上滋下。

方药：玉女煎加减。

生石膏 20g（先煎）　　知母 6g　　　麦冬 15g　　　生地 15g

怀牛膝 9g　　　　　山茱萸 15g　　丹皮 10g

4 剂，水煎服。

1 月 26 日三诊：上方加减，共服 11 剂。汗已止，心不颤，寐亦安，惟觉身无力。脉滑数，舌可。

证属：痰热内扰。

法宜：清热化痰。

方药：小陷胸汤加减。

黄连 9g　　　半夏 10g　　　瓜蒌 15g

7 剂，水煎服。

按：汗证原因颇多，即使诊为热盛汗泄，亦有实热虚热之分，何以此例用竹叶石膏汤？因脉滑大，乃阳盛之脉，且其热弥漫，尚未成实，即阳明经热。气分热盛，本当用白虎汤，然汗出既久，且年近花甲，心慌如颤，气阴亦伤。故予竹叶石膏汤，既能清热，又能益气阴，于证相符。

二诊脉转阳旺阴弱，法当清上滋下。何以用玉女煎而不用黄连阿胶汤泻心火补肾水？此案阳脉大，仍属无形之热，故以石膏、知母清其上；熟地滋肾阴，麦冬清金益水之上源，金水相生；牛膝引热下行。若阳脉数实不大，且尺不足者，当用黄连阿胶汤。

三诊汗已止，心不颤，仍觉乏力。依症状看，颇似气虚无力，乃因壮火食气所致，当予益气善后。然其脉滑数，知非气虚，乃痰热痹阻气机，阳气不运，致身重乏力，取小陷胸汤涤痰清热。壅塞除，气机展布，乏力自除。(《火郁发之》)

例4：阴虚阳亢，气分热盛

张某，女，60岁。

2004年7月2日初诊：左头痛已5年，牵及牙痛，舌热辣，口干，寐差，耳鸣，从咽至脘支结，若物阻塞，便干。

脉阳洪大，阴细数。舌干绛，无苔。

证属：阴虚阳亢，上焦气分热盛。

法宜：滋阴潜阳，清上焦热。

方药：玉女煎加减。

生石膏30g_(先煎)　知母6g　　炙甘草7g　　生地15g

元参15g　　　怀牛膝9g　　丹皮10g　　山茱萸15g

9月17日二诊：上方加三甲、阿胶等断续共服54剂，头未痛，他症除。寸已不旺，尺脉尚略细，阴液未充。嘱服六味地黄丸1月，以善其后。

按：阴脉细数乃阴亏，阳脉浮大而虚者，为阴虚阳浮，当滋阴潜阳，以三甲复脉汤主之。若阴脉细数，寸数实者，乃阴亏于下，火旺于上，当泻南补北，方宗黄连阿胶汤，以黄芩、黄连泻上焦实火。若阴虚而阳脉洪大有力者，乃上焦气分热盛，当宗玉女煎，石膏、知母清肺胃气分之热。本案阴脉细数，乃阴亏于下；两寸洪大，乃肺胃气分之热盛于上，故予玉女煎。断续服药50余剂，增加三甲以潜之，终得寸平热消。但尺仍细，乃阴未复，故予六味地黄丸善其后。(《中医临证一得集》)

主要参考书目

［1］李士懋，田淑霄.火郁发之.北京：中国中医药出版社，2012.

［2］李士懋，田淑霄.相濡医集——李士懋、田淑霄临床经验集.北京：
人民军医出版社，2005.

［3］李士懋，田淑霄.中医临证一得集.北京：人民卫生出版社，2008.

［4］李士懋，田淑霄.冠心病中医辨治求真.北京：人民卫生出版社，
2008.

［5］李士懋，田淑霄.平脉辨证经方时方案解.北京：中国中医药出版社，
2012.

［6］汉·张仲景述，钱超尘等整理.伤寒论.北京：人民卫生出版社，
2005.

［7］汉·张仲景撰，何任等整理.金匮要略.北京：人民卫生出版社，
2005.

［8］晋·王叔和撰，贾君等整理.脉经.北京：人民卫生出版社，2007.

［9］田代华整理.黄帝内经素问.北京：人民卫生出版社，2005.

［10］明·李时珍著.濒湖脉学 奇经八脉考.北京：中国中医药出版社，
2007.

［11］明·张介宾著，李继明等整理.景岳全书.北京：人民卫生出版社，
2007.

［12］明·李中梓著，诊家正眼.北京：中国中医药出版社，2008.